华北理工大学学术著作出版基金资助出版

脑血管病基础及综合防治

张文丽　刘国荣　耿　福　著

汕頭大學出版社

图书在版编目（CIP）数据

脑血管病基础及综合防治 / 张文丽，刘国荣，耿福
著. -- 汕头：汕头大学出版社，2019.7
ISBN 978-7-5658-3604-6

Ⅰ. ①脑… Ⅱ. ①张… ②刘… ③耿… Ⅲ. ①脑血管
疾病－诊疗 Ⅳ. ①R743

中国版本图书馆 CIP 数据核字(2018)第 092022 号

脑血管病基础及综合防治
NAOXUEGUANBING JICHU JI ZONGHE FANGZHI

著　　者：张文丽　刘国荣　耿　福
责任编辑：汪小珍
责任技编：黄东生
封面设计：瑞天书刊
出版发行：汕头大学出版社
　　　　　广东省汕头市大学路 243 号汕头大学校园内　　邮政编码：515063
电　　话：0754-82904613
印　　刷：北京市天河印刷厂
开　　本：710mm×1000 mm　1/16
印　　张：8
字　　数：124 千字
版　　次：2019 年 7 月第 1 版
印　　次：2019 年 7 月第 1 次印刷
定　　价：50.00 元
ISBN 978-7-5658-3604-6

前　言

　　脑血管疾病又称"中风""脑卒中"或"脑血管意外"，主要包括缺血性和出血性脑血管病。其发病率、患病率、死亡率和致残率都很高。《2015中国卫生和计划生育统计年鉴》流行病学调查显示，2014年我国城市居民脑血管病死亡率为125.78/10万，农村脑血管病死亡率151.91/10万。据此推算，全国每年死于脑卒中的患者达188万。目前我国脑卒中发生率正以每年8.7%的速率上升，62.16%～70%患者出现功能障碍和残疾，50%患者不能自理，1年复发率达6%～13%。脑血管病的病因学及发病学极其复杂，在脑缺血不同时期的病理、生理过程中也有其复杂的分子机制，涉及兴奋性氨基酸毒性、氧自由基、细胞内钙超载、一氧化氮、内皮素、降钙素基因相关肽、血管内皮细胞生长因子及神经营养因子、炎症和程序性细胞死亡等多种因素参与其中。近年来一些基础研究和临床试验均提示雌激素的水平与缺血性脑血管病的发生、发展有一定的联系。据流行病学调查研究表明，绝经前女性较同年龄男性的脑缺血病发生率低，而绝经后女性的脑缺血病发生率明显增高。通过抗氧化、抗炎症反应、组织修复、防止凋亡等干预措施，保护缺血损伤的脑细胞功能，使脑损害降至最低程度是临脑血管病急待解决的问题。

　　在本书的编写过程中，受到了各位学者的大力支持和帮助，在此一并诚挚地感谢。由于作者知识与经验的局限性，书中的错误和疏漏之处在所难免，恳请广大读者提出宝贵意见。

目　录

第一章　脑血管病的病因与防治策略 ·· 1
　第一节　危险因素与基因决定论 ·· 1
　第二节　脑卒中的病因分型 ·· 5
　第三节　高血压 ·· 8
　第四节　心脏疾病 ··· 13
　第五节　糖尿病 ··· 17
　第六节　血脂代谢异常 ··· 23
　第七节　动脉粥样硬化 ··· 27
　第八节　肥胖 ··· 30
　第九节　生活方式 ··· 32
第二章　脑血管病的发病机制研究 ·· 35
　第一节　氧合血红蛋白与脑血管痉挛 ··· 35
　第二节　出血性脑损伤影响机制 ··· 37
　第三节　胰岛素抵抗与脑血管病 ··· 41
　第四节　白细胞与缺血性脑血管病 ··· 43
　第五节　缺血性脑血管病神经机能恢复的机制 ··································· 47
　第六节　脑源性神经营养因子与缺血性脑血管病 ································· 51
　第七节　血管内皮生长因子及内皮素与脑血管病 ································· 54
　第八节　雌激素与脑血管病 ··· 62
第三章　脑供血的解剖基础 ··· 68
　第一节　动脉系统 ··· 68
　第二节　脑静脉系统 ··· 80
　第三节　血-脑屏障 ··· 84
　第四节　脑的解剖 ··· 89
第四章　缺血性脑血管病的危险因素及其干预措施 ·································· 97
　第一节　不可干预的危险因素 ··· 97
　第二节　可干预的危险因素 ··· 99
第五章　缺血性脑血管病的影像学检查方法 ······································ 114
　第一节　头颅 CT 扫描 ·· 114
　第二节　磁共振扫描 ··· 116
　第三节　数字减影血管造影 ··· 118

第一章　脑血管病的病因与防治策略

第一节　危险因素与基因决定论

一、危险因素

危险因素是当前心脑血管病防治的一个重大课题，被认为是脑血管病预防和治疗工作的重要基础。在 1989 年世界卫生组织（WHO）脑卒中及其他脑血管病特别工作组的报告认为："预防脑卒中是人群和个人保健措施的主要目的，识别脑卒中危险因素并且采取措施消灭或减少其影响是降低脑卒中发病率和死亡率的根本所在。"对于个体来说，任何单一危险因素或多个危险因素联合存在都不能预示将发生脑卒中；相反，缺乏任何已知的脑卒中危险因素也不能确定脑卒中就不会发生。脑卒中发生的概率明显受这些危险因素存在的影响。所以，减少危险因素是脑卒中预防的一个重要步骤。

美国《脑卒中的一级预防指南》将危险因素分为不可干预和可干预两大类（表 1-1）。可干预危险因素再分为证据充分的可干预危险因素，是根据明确的支持性流行病学证据加上由随机试验表明通过对其干扰可使其风险降低的证据做出的判断；证据不太充分或潜在可干预的危险因素，是指流行病学证据不太明确，或者缺乏能够证实通过对其干预可降低脑卒中风险的随机试验证据。不可干预的危险因素有年龄、性别、低出生体重、人种/种族、遗传因素等 5 种；证据充分的可干预危险因素有高血压、吸烟、糖尿病、心房颤动、其他心脏病、血脂异常、无症状颈动脉狭窄、镰状细胞病、绝经后激素疗法、饮食与营养、缺乏体力活动、肥胖等 12 种；尚未充分证实或潜在的可干预危险因素有代谢综合症、酗酒、药物滥用、口服避孕药、阻塞性睡眠呼吸障碍、偏头痛、高同型半胱氨酸血症、脂蛋白（a）升高、高凝状态、炎症、感染等 11 种。有人认为，缺血性心血管病（冠心病和缺血性脑卒中）发病 80%

以上可归因于高胆固醇、高血压、吸烟和糖尿病等危险因素，20%可归因于其他因素。美国《脑卒中的一级预防指南》认为："尽管脑卒中死亡总体在减少，但脑卒中发病率可能仍在增高。"目前寻找和确定脑卒中及其亚型的危险因素的临床研究还方兴未艾，各国的脑卒中防治指南都把"危险因素"放在病因诊断和预防的重要位置。

表 1-1 中国心血管病危险因素分类

主要（传统）危险因素	潜在危险因素
1. 年龄	1. 超重/肥胖
2. 家族史	2. 血清 TG 升高
3. 男性	3. 胰岛素抵抗与糖代谢异常（IFG、IGT）
4. 高血压	4. 血清 Lp（a）升高
5. 吸烟	5. 血清内皮功能受损
6. 血清 TC 升高	6. 凝血因子升高
7. 血清 LDL-C 升高	7. 慢性炎症（hsCRP 升高）
8. 血清 HDL-C 升高	8. 氧化应激
9. 糖尿病	9. 血浆 HCY 升高
10. 胃功能受损	10. 睡眠呼吸障碍

只讲危险因素，不提病因的脑卒中防治理论并不全面。当疾病的众多危险因素为一个广泛公认的基本病因取代时，对这种病的了解就取得了突破性进展。只有病因不明时才需要引入危险因素概念。脑血管疾病病因仍然不明，众所周知，无论脑血管疾病还是脑卒中都是包括多种不同病因疾病的总称。首先，其中绝大多数病例经临床病理研究可以做出明确的血管病的诊断，如先天性动脉瘤破裂引起的蛛网膜下腔出血、钩端螺旋体脑动脉炎导致的脑梗死、高血压性脑出血、动脉粥样硬化性脑梗死、心源性脑梗塞等。有文献也将脑血管病明确分为动脉粥样硬化性脑血管病、非动脉粥样硬化原因引起的脑血管病两大类。其次，不同种类的脑卒中不是单由基础血管病变病因，而是同时加上血流动力学因素和血液成分改变，其三大基本病因的不同组合才

会发生。再次，脑卒中发生后其最终结果，还与继发的脑神经系统损害的部位、大小相关，以及与脑水肿和颅内血压等并发症的严重程度及演变过程密切关联。因此，每种脑卒中都有具体不同的病因组合。疾病的一、二级预防都不能离开患者具体的病因，以统计概率理论指导的人群流行病学研究和临床大组 RCT 研究结果，只能对社区大组人群非传染疾病的一级预防提供指导，并不能为具体患者提供个体化的、正确的二级预防方案。

多危险因素论是分析还原论的直线性因果观在医学中的体现。这种因果观认为有因必有果，同因必同果，只重视直线的因果链。所以对确定简单疾病的病因是成功的。但一旦面对现实复杂的、表现为多向正负反馈的因果网络的疾病因果关系，就显得无能为力，变成完全依赖概率因果论，用统计学方法确定危险因素和危险预测，不再坚持因果决定论。其实任何疾病都是内外病因与机体多方面相互斗争的结果。斗争到最后可以是病胜人败或人胜病败，或斗争共存，即患病、无病或病残及病因隐伏状态。任何疾病都有主要病因、次要病因或诱发因素之分，内因、外因之别。不能因为很多人感染结核菌后没有患结核病，就否定结核菌不是结核病的基本和主要病因，而只是危险因素。深入研究确定每一类型脑卒中的基本和主要病因是临床防治的前提和基础，不能只满足于寻找或罗列多种危险因素。务必谨记脑卒中是一类疾病，不是一种疾病，为了每个患者的利益，都要确定其具体的病因和发病机制。对于脑血管系统这样复杂的循环子系统，对于脑卒中这样一类复杂病因引起、经历复杂动态变化的病理生理过程疾病，寻找其基本和主要病因，必须从其本身的复杂结构、层次、整体功能和调控的研究分析和综合开始。

二、基因决定论

随着分子生物学取得重大进展，对基因与疾病的关系进行了大量研究，"基因是疾病的主要和决定性原因"的观点被提出来了。"人类疾病都直接或间接地与基因相关"的观点已被越来越多的人所接受。在此基础上，人类所有疾病都是基因病或基因是大多数疾病的主要病因的新概念也被人们所接受。越来越多的事实已证明上述新概念是科学的、正确的。肥胖症由肥胖基因所决定，癌症由特定的癌基因所决定，哮喘病由哮喘基因所决定。获得性基因病即感染性疾病，是病原微生物通过感染将其基因入侵到宿主基因，并发生相互作用的结果。基因病的概念并不是宣扬基因决定论，也决不排斥病理学、病理生理学及临床研究，而是抓住了基因这一主要病因，更加全面地认识人体疾病发生机制。基因病概念不仅改变了人们的认识，也改变了医学研究的格局。现在，医学各学科的研究离不开基因，新的诊断和治疗方案离不开基因，药物开发离不开基因。也有人认为：今后 10 年将是分子生物学的年代，将建立心血管疾病分子生物学，从分子水平来揭示心血管活动和疾病发生的本质，并认为心血管生理和病理最本质和最核心的问题是基因及其调控的问题。许多心血管疾病都是由于一些基因结构和表达异常引起的。对这些新理论，我们要问：人类疾病都直接或间接地与基因相关，就可以推论为，人类所有疾病都是基因病或基因是大多数疾病的主要病因。那么人类所有疾病都直接或间接与蛋白质、细胞相关，如果基因完全正常，是否就不生病？有相关性不等于有因果性。有因果性不一定就是主要病因。有人根据心、脑和周围血管病都与血栓有关，就把这些血管病称为血栓病，并写进"血栓病学"；也有人因为这些血管病多与高血黏度有关，就统称为"高黏血症"。这种 X 与 A 病有关，就把 A 病称为 X 病的模式，无疑是盲人摸象，只见树木不见森林，甚至只见树叶不见树枝，并不能解决疾病的真正病因，还可能误导医生、患者。现代医学早已证明了疾病既有少数先天的单基因病，更多是后天的细胞病、组织病、器官病、系统病和心理精神病等多个不同生理层次为主的疾病。

从循环系统调控角度来看，出生后个体循环系统的整体结构、功能和行为主要由自主神经系统和多个循环激素系统调控，不可能再由基因、基因组或细胞主导调控，因为人体有百万亿以上的细胞，而每个细胞都有一套完整基因，很难确定是"谁"在起主导作用。

心脑血管病不能错误地只从基因层次看，认为是多基因遗传病也不正确，正确的是从器官、系统层次看，它们的本质是心、脑血管和循环系统疾病。只重视基因、分子、细胞水平，而忽视器官、系统水平研究，是不可能真正弄清心、脑血管病的病因。其结果必然是细部异常清晰，但整体是支离破碎的。只有全面分析循环系统的结构、功能、调控，才能从复杂、多层次的三维因果网络中，找出对结果产生决定性影响的主要因果环节。

第二节　脑卒中的病因分型

缺血性卒中是一组包括不同病因、不同严重程度、不同临床转归的疾病的总称。病情轻重和预后的决定因素是闭塞血管及其引起的脑梗死灶的大小、位置。轻者不治而愈；重者一发病即昏迷，用尽各种治疗办法也难以挽救。因此，急性缺血性卒中治疗不能一概而论，应注意其分型并根据分型予以相应治疗。

一、脑卒中的病因分型

TOAST 分型是当前国际公认、目前临床上较常用的缺血性脑血管病病因分型方法，分五型：

（1）大动脉粥样硬化型。颈部大动脉或颅底较大动脉（包括大脑中动脉、前动脉和后动脉主干）粥样硬化病变，造成血流动力学改变或者动脉-动脉栓塞引起的脑梗死。占全部脑梗死的 14%～40%。

（2）心源性栓塞型。临床表现和影像学检查同大动脉粥样硬化型。如果不止一个血管支配区域或多系统栓塞更支持该分型。心电监测、心脏超声或冠状动脉造影等辅助检查至少有一种证实存在心源性栓子。占全部脑梗死的 15%～30%。

（3）小动脉闭塞型。临床表现为腔隙综合征，且无大脑皮质受累的表现。影像学检查：CT/MRI 正常或脑干、皮层下梗死灶，直径＜15mm。占全部脑梗死的 15%～30%。

（4）其他病因明确型。主要指除以上三种明确病因分型外的其他少见类型。如血凝障碍性疾病、血液成分改变、各种病因的血管炎、血管畸形、结缔组织病等。占全部脑梗死的 5%。

（5）不明原因型。包括以下三种情况：证实有两种或多种病因，不能下最后诊断；辅助检查阴性，未找到病因；辅助检查不充分。约占全部脑梗死的40%。

2011年正式发表的中国缺血性卒中分型（CISS）与TOAST分型的主要区别如下：

（1）TOAST分型中的小动脉闭塞型通常被认为就是小动脉玻璃样变所致，而CISS以"穿支动脉疾病"替代了TOAST的小动脉闭塞，穿支动脉疾病是指由穿支粥样病变或玻璃样变所致的发生在穿支动脉供血区的梗死。

（2）除了病因分型，CISS还对大动脉粥样硬化所致脑梗死进行了发病机制分型，其机制包括动脉-动脉栓塞、低灌注/微栓子清除障碍、动脉闭塞及混合型等。当载体动脉有粥样硬化斑块（HR-MRI）或任何程度的粥样硬化性狭窄（TCD、MRA、CTA或DSA）时，考虑穿支动脉粥样病变导致穿支动脉闭塞。

（3）CISS提出了主动脉弓动脉粥样硬化，并将其归类至大动脉粥样硬化。

二、缺血脑卒中的病因和诱发因素

（一）基本病因

1. 血流动力学因素

（1）高血压或低血压。瞬时高血压是出血性脑卒中重要诱发因素，一过性低血压可诱发缺血性脑血管病。

（2）侧支循环代偿不全。侧支循环代偿不全可诱发缺血性脑血管病。

（3）血容量改变。血容量不足，血液浓缩可诱发缺血性脑卒中。

2. 血液成分异常

（1）高血强度。红细胞增多症、异常球蛋白血症等引起异常高血黏度，可诱发脑梗死。

（2）血小板减少或功能异常。常引起脑出血或蛛网膜下腔出血。

（3）凝血或纤溶系统功能障碍。可引起出血或缺血性脑卒中。

3. 血管壁病变

（1）高血压性小动脉硬化。高血压时在过高的血流压力下，小动脉平滑肌收缩，管腔缩窄以维持脑血流稳定并保护血管壁，一旦血流张力超过中膜平滑肌收缩力时，血管就被动扩张，血管壁所受张力加大，通透性增加，血浆成分渗入，导致小动脉纤维素性坏死，这是急性失代偿。如小动脉能耐受长期高血压，小动脉壁发生结构性代偿：平滑肌先重塑、肥大、增生、重构，后减少；胶原、蛋白聚糖等结缔组织成分增加，血管壁增厚，坚固性增加，舒缩性降低，自动调节上下限均升高；血管壁增厚导致管腔狭窄，血流速度增快，对内膜的切应力增大，使内膜也代偿性增厚，管腔更狭窄，影响通畅性；长期高血压状态下，平滑肌玻璃样变、坏死；小动脉壁变薄部分可在高张力下膨出成为微动脉瘤。以上病理改变可先后或同时存在。局部严重的纤维素性坏死变薄的小动脉壁和微动脉瘤破裂是脑出血的主要原因；而管腔狭窄的细小动脉和微动脉瘤内血栓形成则是腔隙性脑梗死的主要原因。皮质下广泛的玻璃样变，管腔狭窄，导致皮质下白质灌流不足，脑室周围白质脱髓鞘，称皮质下动脉硬化性白质脑病（Binswanger 病），是血管性痴呆的主要原因。高血压还可使较大动脉分叉处形成袋状动脉瘤，合并动脉粥样硬化易形成梭形动脉瘤，均是蛛网膜下腔出血的常见原因。

（2）脑动脉粥样硬化。主要侵犯管径在 500μm 以上的大、中动脉。它们的中膜平滑肌在长期高血压下也经历如上述小动脉平滑肌的功能代偿至结构代偿的过程，致管壁增厚，管腔变窄，但仍要维持原来的血流量，故流速增快，血流对内膜的切应力增大，内皮细胞受损，血液脂蛋白渗入，内膜增厚，粥样硬化斑块形成，导致血管腔更狭窄，在血流动力作用下粥样硬化斑块可破裂、溃疡、出血，诱发原位血栓形成，引起动脉闭塞及其供血区脑梗死；脱落的粥样硬化斑块或血栓碎片可成为动脉-动脉脑栓塞的栓子。长期高血压是脑动脉粥样硬化的最重要的促进因素。

（3）血管的先天发育异常和遗传性疾病。包括动脉瘤、动静脉畸形以及各级血管的发育不全、狭窄、扩张、迂曲等，这些血管病变可以引起脑出血、蛛网膜下腔出血，也可导致脑梗死。

（4）各种感染和非感染性动、静脉炎是引起缺血性脑卒中的常见原因之一。

（5）中毒、代谢及全身性疾病导致的血管壁病变。如血液病、肿瘤、糖尿病、结缔组织疾病、淀粉样变等也可引起出血性或缺血性脑卒中。

（二）其他因素

其他因素主要有：行为学危险因素，如吸烟、酗酒、肥胖、抑郁等；气候变化；妊娠；大便干结；看电视过久；用脑不当等。饮食不节（暴饮暴食、饮酒不当）、情绪不佳（生气、激动）、情绪激动可使大脑皮质及下丘脑处于高度兴奋状态，引起交感神经兴奋和小动脉痉挛等，诱发脑卒中。秋冬季气温突然下降使交感神经兴奋、血管收缩、血黏度升高，出现脑卒中。过度劳累、用力过猛、超量运动、体位突然改变可以导致体位性血压变化等，引发脑卒中。

第三节　高血压

一、高血压是脑卒中的最主要危险因素

高血压是公认的脑血管病最重要的独立危险因素之一，无论是缺血性脑卒中还是出血性脑卒中都与高血压密切相关，收缩压和舒张压均与脑卒中的危险性呈持续正相关。正常人血压呈明显的昼夜波动，呈波动曲线。血压在夜间 2:00～3:00 处于最低谷，凌晨血压急剧上升，白昼基本上处于相对较高的水平，多数人有双峰（6:00～8:00 和 16:00～18:00），18:00 后血压呈缓慢下降趋势。高血压患者的血压昼夜波动曲线也与此相似，但整体水平较高，波动幅度也较大。老年人夜间血压下降更为明显，易造成脑缺血。清晨起床后血压急剧上升，血压持续升高可引起斑块内出血，从而使动脉粥样化的血管更狭窄，这种急剧的血压变化更具危害性。

二、高血压的诊断标准及分级

血压是心脏收缩和舒张时血液对血管壁形成的侧压力，心脏收缩时血液对血管壁的侧压力叫收缩压，心脏舒张时血液对血管壁形成的侧压力叫舒张压，因此在记录血压时用两个数字来表示。在 2017 年美国心脏协会（AHA）科学年会上，AHA 公布了新版美国高血压指南。该指南对高血压的诊断、降压目标及相关建议进行了调整。

1.诊断标准

血压大于或等于 130/80mmHg 为高血压。剔除此前的标准≥140/90mmHg。高血压前期：收缩压 120～129mmHg 且舒张压小于 80mmHg。

2.高血压分级诊断标准

1 级高血压（轻度）：收缩压 130～139mmHg 或舒张压 80～89mmHg；2 级高血压（中度）：收缩压≥140/90mmHg（≥160mmHg）或舒张压 90～99mmHg（≥100mmHg）；3 级高血压（重度）：收缩压≥180mmHg 或舒张压≥110mmHg。单纯收缩期高血压：收缩压≥140mmHg 或舒张压＜90mmHg，并且伴有全身症状，如头痛、头晕、头胀、耳鸣、眼花、失眠、心悸等。当收缩压和舒张压分属于不同分级时，以较高的级别作为标准。

以上诊断标准适用于男女两性任何年龄的成人，对于儿童目前尚无公认的高血压诊断标准，但通常低于成人高血压诊断的水平。上述高血压的诊断必须以非药物状态下二次或二次以上非同日多次重复血压测定所得的平均值为依据，偶然测得一次血压增高不能诊断为高血压，必须重复和进一步观察。虽然高血压的诊断有分层、分度之说，但上述的诊断标准仍是最基本的。

3.鉴别诊断

初诊高血压应鉴别继发性高血压。常见有肾脏病、肾动脉狭窄、原发性醛固酮增多症、嗜铬细胞瘤引起的高血压等，大多数继发性高血压可通过原发病的治疗或手术得到改善。

三、高血压的治疗

良好的血压控制应该包括整个 24 小时内的血压，应合理选择药物，既要保持正常的血压昼夜节律，又要防止清晨血压急剧升高。要了解各种降压药对夜间血压波动的影响：β受体阻滞剂的夜间血压下降幅度较小，转换酶抑制剂的夜间血压下降较明显，钙拮抗剂或利尿剂昼夜血压下降幅度大致相同。治疗时，降压药对昼夜血压的不同降压作用十分重要。如果夜间本该降低的血压下降不明显，甚至增高，就有必要进行夜间抗高血压治疗或用长效制剂使夜间血压降至正常。单纯控制血压是不够的，只有对高血压及其危险因素进行综合防治，把高血压控制在单纯高血压阶段，才能最大限度地降低脑血管合并症。

（一）非药物疗法

1. 戒烟　尼古丁兴奋交感神经，导致肾上腺素、去甲肾上腺素释放增加，血压升高。戒烟可能是高血压患者预防心血管疾病及非心血管疾病的最有效的方法。

2. 减轻体重　在体重超过正常值 10%的高血压患者中，体重减少 5kg，就能降低一定血压，而且有助于控制伴随的危险因素如胰岛素抵抗、糖尿病、高脂血症和左心室肥厚。

3. 节制饮酒　过度饮酒往往降低患者对抗高血压药物的反应性，会增加脑卒中的危险。建议每天饮酒的乙醇含量男性＜30g，女性＜20g。

4. 限制食盐　对高血压患者的试验表明，每天钠盐的摄入量由原先的 10.5g 降低 4.7～5.8g，可使收缩压平均降低 4～6mmHg。每天食钠盐量应＜6g。老年人、肥胖者对盐最敏感。

5. 复合饮食改变　素食者血压低于肉食者，素食方式可以降低高血压患者的血压。一系列对照饮食试验表明这些作用取决于水果、蔬菜、纤维素和不饱和脂肪的联合摄入，而不取决于有无肉类蛋白。建议高血压患者多吃水果和蔬菜并减少脂肪摄入。

6.体育锻炼　建议以静坐方式工作的患者进行规则的、一定量的有氧运动，如快步走或游泳 30～45 分钟，每周 3～4 次，可降低收缩压 4～8mmHg，不主张大运动量如快跑、跳跃、举重等，血压控制不佳的高血压患者应避免登山。

7.正确对待心理和环境压力　许多高血压患者常伴有抑郁症或焦虑症。心理因素和环境压力常使患者采取不利于健康的生活方式，后者与高血压及心血管疾病的危险性增高有关。因此，帮助人们正确对待环境压力，保持正常心态，对控制和改善对抗高血压药物治疗的顺从性极为重要。

（二）降压药物

包括噻嗪类利尿剂、血管紧张素转化酶抑制剂（ACEI）、血管紧张素受体拮抗剂（ARB）、β受体阻滞剂、钙拮抗剂均可以降低脑卒中的危险性。药物治疗原则：低剂量开始，如血压未能达到目标，应当根据患者的耐受情况增加该药的剂量。如果第一种药物疗效很差或耐受性差，可换另一类降压药，而不是加大第一种药物的剂量或加用第二种药物。如第一种药有效但血压控制不理想，应选用合理的联合用药，有效的联合用药组包括利尿剂+β受体阻滞剂；利尿剂+血管紧张素转化酶抑制剂（或血管紧张素受体拮抗剂）；钙拮抗剂（二氢吡啶类）+β受体阻滞剂；钙拮抗剂+血管紧张素转化酶抑制剂；α受体阻滞剂+β受体阻滞剂。最好选用 1 天 1 次具有 24 小时平稳降压的长效药物。

四、高血压的一级预防

高血压一级预防干预对象是高血压易感人群，例如有高血压遗传史、超重、嗜盐、少体力活动、酗酒者。对于这些危险人群，不论自身有无不良反应，均应定期监测血压，做好一级预防。减重、限盐、增加体力活动和忌酒及健康的生活方式是一级预防高血压最有效的措施。

2017 年美国心脏协会新指南降压目标及建议："正常血压人群：保持健康生活方式，至少每年体检一次；血压升高人群：改善生活方式，如规律作息、科学饮食、合理运动、避免喝酒等，3～6 月重新评估。1 级高血压人群：采用改善生活方式与药物治疗相结合的干预方式控制血压。心血管病或 10 年心血管病危险≥10%，降压目标是 130/80mmHg；若 10 年心血管病危险小于10%，也应该把血压降至 130/80mmHg 以下。稳定性冠心病、糖尿病、心力衰竭、慢性肾病和脑卒中（非急性期）患者的降压靶目标值应为 130/80mmHg。2 级高血压人群，即血压大于≥140/90mmHg 的人群，在调整生活方式的基础上，采用 2 种一线降压药物或固定剂量复方制剂调控血压。"

五、高血压的二级预防

1.定期测量血压　正常成人每 2 年至少测量血压 1 次，35 岁以上就诊患者实行首次门诊血压测量制度，即 35 岁以上人群不论因何原因就诊，均应测量血压。高危人群每半年进行一次血压测量，以便及早发现高血压，提高高血压的知晓率。

2.及早治疗高血压　美国对高血压患者进行了随机试验，患者随机接受积极治疗和常规治疗，结果表明，无论患者有无靶器官损害，积极治疗组的病死率均低于常规治疗组。当出现晚期靶器官损害，或者已经出现心血管疾病后，即使进行降压治疗并同时采取全方位的干预措施，心血管事件发生率仍然非常高。因此，对于明确诊断后的高血压患者应进行规范化管理，按患者危险程度分为低危、中危、高危高血压患者，应及早进行干预治疗，提高高血压的治疗率。

六、高血压的三级预防

1.规范管理高血压患者　对于明确诊断后的高血压患者应进行规范化管理，按患者危险程度分为低危、中危、高危 3 层分别进行一、二、三级管理。

2.规范治疗高血压患者　高血压治疗包括非药物疗法和药物疗法。非药物疗法包括限盐、戒烟限酒、合理饮食、适当运动、心理平衡，针对患者的主要问题，采取相应的改善措施。规范化药物治疗是血压达标的关键。大多数高血压患者需要终身服药,根据病情和患者具休情况选择适合该患者的降压药物。降压治疗要达标,以提高高血压控制率,减少心脑血管病的发生危险。

3. 倡导高血压患者进行自我管理　强调高血压患者自我管理的作用;实现医患双方共同设立优先问题,建立管理目标和治疗计划,促进患者高血压防治知识、技能和信念的提高;为患者提供自我管理技术支持和基本管理工具,改善治疗的主动性和依从性。

第四节　心脏疾病

一、各种心脏疾病是脑卒中主要危险因素

心脏病也是公认的脑卒中重要危险因素之一。如心脏原因、主动脉原因、颈动脉原因、颅内动脉原因和小血管病等。过去经典的分型把主动脉弓源性、主动脉源性和心源性都统称为心源性。因为主动脉源性脑卒中与心源性卒中在临床上难以区分,这可能是我们所讲的心源性与实际心源性不一样的地方。心脏病能够引起脑栓塞和脑出血的因素都有可能造成心源性卒中,包括二尖瓣狭窄、人工瓣膜置换术后、过去的 4 周内心梗、左心附壁血栓、左心室壁瘤、持续或阵发性房颤、病窦综合征、扩张性心肌病、射血分数<35%、心内膜炎、心腔内肿物、伴有血栓形成的卵圆孔未闭(PFO)以及在脑梗前有深静脉血栓(DVT)或脑栓塞(PE)的 PFO 等。

(一)冠心病

冠心病是常见的心脏疾病,其发生脑梗死者比无冠心病者高 5 倍,是引起脑血管病的主要病因。主要由于冠状动脉硬化、血管狭窄、心脏缺血、心脏输出量减少,脑部血液相对不足,造成脑缺血和血液动力学改变,容易形成脑血栓。另外,充血性心力衰竭患者由于血排出量减少,脑灌注量降低,血液瘀滞,也容易形成血栓,从而发生缺血性脑血管病。

研究发现，脑动脉粥样硬化与冠状动脉狭窄及其严重程度密切相关，而且冠状动脉粥样硬化性狭窄病变与颅内外动脉硬化性狭窄或闭塞所致的缺血性脑卒中同样关系密切。颅内外血管硬化狭窄性病变与冠状动脉狭窄程度是平行的。随着冠状动脉粥样硬化性狭窄病变的严重，颈动脉系统的血管狭窄程度也有所增加。尸检发现，冠状动脉粥样硬化程度与椎-基底动脉粥样硬化程度呈正相关。

（二）心源性栓子脱落

房颤患者脑卒中的危险比无房颤者高 5 倍。房颤引发的脑卒中占缺血性脑卒中的 10%～15%。房颤合并心瓣膜病时，脑卒中的危险性更大。急性心肌梗死后 2～4 周内发生脑栓塞的比例约为 2.5%，栓子多来源于左心室血栓，心室壁活动障碍或不活动，心内膜表面受损或左心室血流持续不正常，导致左心室血栓形成。感染性心内膜炎患者，在心瓣膜上有血小板、纤维蛋白、红细胞、白细胞和细菌沉着而组成赘生物，其容易破碎脱落，随血液循环入脑内引起脑栓塞。

二、心源性脑卒中的预防及治疗

由于心脏性猝死发生的时间及方式通常不可预测，因此对心脏性猝死的预防重点在于干预高危人群。根据心脏性猝死的危险分层筛查出高危患者，采取积极、有效的措施控制危险因素，从而降低心脏性猝死的发生率。心脏性猝死的预防包括：一级预防，指对未发生过但可能发生心脏性猝死的高危人群采取积极、有效的措施，以预防及减少心脏性猝死的发生。二级预防，针对心脏骤停幸存者采取措施，防止心脏骤停再次发生。

（一）一般预防

对高危人群进行医学知识的普及教育，定期体检，避免过度疲劳和精神紧张。戒烟、限酒、平衡膳食、控制体重、适当运动，保持良好的生活习惯，减少心脑血管疾病的发生。注意过度疲劳的危险信号及重视发病的前兆症状。

（二）积极治疗心脏原发病

对于冠心病而言，很多针对危险因素的内科对症治疗可以降低缺血性脑卒中的发生率，如降糖、降压及调脂治疗，分别可降低 30%、20% 及 25% 的脑卒中发生率。因此，积极、有效地控制和消除各种危险因素，有利于预防各种心脑血管疾病的发生，延缓病变的进展。

扩张型心肌病在心肌病中是最大的高危人群，即使心功能处于代偿期也容易发生猝死，治疗方面除了常规应用 ACEI、β受体阻滞剂、洋地黄及利尿剂等改善心功能的药物以外，心脏再同步化治疗（CRT）越来越受到重视。对心脏结构正常的心脏电活动异常的患者，如预激综合征合并房颤、儿茶酚胺敏感性室速等，射频消融可达到根治的目的，是预防此类心脏性猝死的最好手段。缓慢性心律失常合并晕厥等严重症状者，永久起搏器植入是唯一有效的治疗及预防心脏性猝死的方法。

（三）全面综合地分析评价并积极干预血管狭窄性病变

对于较为严重的冠状动脉狭窄，尤其是同时存在多种危险因素且伴脑缺血症状的患者，应及早行颈动脉或脑血管造影检查以明确颅内外动脉粥样硬化性病变的情况，以便尽早行药物预防性治疗或介入性干预，减少缺血性脑卒中事件的发生。

（四）抗栓治疗

房颤是一种可以治疗的重要脑卒中危险因素，对于无抗凝禁忌症的高危患者，长期抗凝治疗可显著降低脑卒中风险。对患有瓣膜性心脏病的房颤患者（特别是植入机械心脏瓣膜者）进行抗凝治疗。建议根据患者脑卒中的绝对危险度评价、估计的出血风险、患者的偏好以及能否进行高质量的抗凝监测，在非瓣膜性房颤患者中进行抗栓治疗（华法林或阿司匹林）以预防脑卒中。

（五）抗心律失常药物的应用

抗心律失常药物是目前最常用和最普遍的治疗方法，目前公认的对心脏性猝死有预防作用的抗心律失常药物有以下几种：

1. β 受体阻滞剂：无论是缺血性心脏病，还是非缺血性心脏病，伴或不伴左心室功能不全，对于经筛选确定为猝死高危患者进行一级预防，抑或是对于发生过猝死或恶性室性心律失常而幸存的患者进行二级预防，除非有绝对禁忌证，均应终生服用 II 类抗心律失常药物，即 β 阻滞剂。β 阻滞剂最根本的作用机制是阻断交感神经、减少儿茶酚胺对心脏的毒性作用，有效抑制交感神经兴奋所致的心律失常。迄今为止，β 阻滞剂仍是唯一证实可明显降低心肌梗死后和慢性心力衰竭患者的猝死和总死亡率的药物。

2. 胺碘酮：胺碘酮没有明显的负性肌力作用，对心肌梗死后合并左心室功能不全或心律失常的患者能显著减少心律失常导致的死亡，但对总死亡率无明显影响。胺碘酮在心脏性猝死的二级预防中优于传统的 I 类抗心律失常药物，是最易被接受应用的III类抗心律失常药物，为心力衰竭合并心律失常治疗的主力军，尽管有可能导致甲状腺功能障碍和肺纤维化等不良反应，且对死亡率呈中性影响。

3. 其他药物：目前被寄予厚望的决奈达隆是新一代III类抗心律失常药物，其分子结构与胺碘酮类似，在维持胺碘酮治心律失常作用的同时，减少胺碘酮因含碘而带来的许多副作用，如甲状腺毒性。但 ANDROMEDA 试验提示决奈达隆能够增加心功能IV患者的死亡率。上市后陆续报道有不良反应（包括肺纤维化、两例肝移植等），临床应用受限。

第五节 糖尿病

糖尿病作为脑血管病特别是缺血性卒中/短暂性脑缺血发作的危险因素已经得到公认。越来越多的证据表明，高血糖可以增加卒中发生率，是卒中的独立危险因素。卒中患者中15%～33%患有糖尿病，且9.1%的卒中再发可归因于糖尿病。早期的胰岛素抵抗和糖耐量异常也可增加缺血性脑卒中的发病风险。而且卒中急性期血糖过高或过低均可对卒中预后产生不良影响。

一、糖尿病易发生缺血性脑卒中的主要原因

糖尿病患者由于胰岛素分泌绝对或相对不足，引起糖、脂肪和蛋白质代谢紊乱。不但可使血糖增高，而且胰岛素不足使葡萄糖转化为脂肪而使葡萄糖的贮存量减少，大量脂肪被分解成甘油三酯和游离脂肪酸，尤以胆固醇增加更为显著，以致造成高脂血症，加速了糖尿病患者的动脉粥样硬化，并且发生年龄越早，病程进展越快。病变主要位于脑动脉、冠状动脉和下肢动脉。由于动脉粥样硬化使动脉弹性减弱，动脉内膜粗糙，易造成血小板在动脉壁上附着，所以容易形成脑血栓。同时，糖尿病还会导致血液流变学的异常，使糖尿病患者的血液常呈现高凝状态，血小板凝聚机能亢进，血液有不同程度的凝固现象。此外，患糖尿病时，激素调节能力异常，生长激素增多使血小板凝聚黏附性增高，胰高血糖素增多使纤维蛋白原增加、血粘稠度增高，局部血流相对缓慢。这些因素均易导致血栓的形成，诱发缺血性脑血管病的发生。流行病学调查显示，糖尿病，特别是Ⅱ型糖尿病，发生脑卒中的危险是非糖尿病者的24倍，其中85%为缺血性卒中，而脑出血的发生率与非糖尿病人相似。其中，急性脑卒中患者中约43%伴有高血糖现象，其中11%在发病前已确诊为糖尿病，13%是以往漏诊的糖尿病。糖尿病与脑卒中的发生密切相关，脑卒中患者往往多合并糖代谢紊乱，糖尿病病人容易发生缺血性脑卒中，以梗死最常见。

糖尿病引起脑卒中的相关因素有：

（1）胰岛素抵抗是动脉粥样硬化的主要病因之一。

（2）糖尿病时，动脉壁的酸性粘多糖代谢异常，出现不全硫酸性粘多糖合成增加，使血浆脂蛋白容易沉积在血管壁，引起动脉硬化。

（3）糖尿病时，除了葡萄糖代谢障碍外，伴有山梨醇代谢异常，血浆脂蛋白容易进入动脉壁，并在动脉壁上沉积。

（4）微小动脉病变，发生血管退性病变，导致动脉硬化。

（5）糖尿病时常常伴有凝血机制异常，同时存在血液黏度增高，而这些都有助于血栓形成。

（6）糖尿病时，容易患心脏病，而心脏病就是脑卒中的危险因素。

由此可见，糖尿病在不同的方面增加了脑卒中的发病。临床实践证明，糖尿病是脑卒中的独立危险因素。

二、糖尿病治疗

（一）一般治疗

包括戒烟限酒，适量运动，预防各种感染。

（二）饮食疗法

饮食总热量和营养成分需适应生理需要，进餐定时定量，以利血糖水平的控制。饮食热量估计首先按照患者的性别、年龄和身高得出理想体重，然后根据理想重和工作性质，参照原有生活习惯等因素，计算出每天所需总热量；食物成分大致配比为糖类占饮食总热量的50%～60%，蛋白质占12%～15%，脂肪占30%～35%，少食用各种糖果、甜点等，少食胆固醇含量高的食品，提倡多食用绿叶蔬菜。

（三）口服降糖药

1.磺脲类　促进胰岛素分泌。适用对象：Ⅱ型糖尿病，有胰岛素分泌者；血糖，尤其是空腹血糖较高者；体重较轻或正常者。服用时应从小剂量开始，逐渐加量，餐前服用。

2.非磺脲类胰岛素刺激物　促进胰岛素分泌，与磺脲药受体相同，作用机制、适用对象及不良反应与磺脲药相似。特点：起效快，代谢 1 小时达到最大血药浓度。

3.双胍类　增加外周组织摄取和利用葡萄糖，可减少Ⅰ型或Ⅱ型糖尿病患者胰岛素用量，单独应用不出现低血糖。适用对象：各型糖尿病、食欲较为旺盛者、肥胖患者、年龄偏低、无乳酸增高的患者。

4.葡萄糖苷酶抑制剂　抑制小肠黏膜上皮细胞表面的α-葡萄糖苷酶而延缓糖类的吸收，降低餐后高血糖。适用对象：各型糖尿病、餐后血糖较高者。

5.噻嗪烷二酮　又称格列酮类，增加靶组织对胰岛素的敏感性，减轻胰岛素抵抗。适用对象：各型糖尿病及血糖增高阶段者，胰岛素抵抗较重者。

（四）胰岛素治疗

1.速（短）效胰岛素（RI），可静脉注射，控制餐后高血糖，皮下注射，0.5 小时开始作用，2～4 小时达高峰，持续 6～8 小时。

2.中效低精蛋白胰岛素（NPH），1～3 小时开始作用，6～12 小时达到高峰，持续 18～24 小时，控制夜间、清晨血糖。

3.长效精蛋白锌胰岛素（ZPI），3～8 小时开始作用，14～24 小时达到高峰，持续 28～36 小时，主要提供基础水平胰岛素。

适应症：Ⅰ型糖尿病；Ⅱ型糖尿病合并急性代谢紊乱，严重感染、创位、大手术、急性心肌梗死、肺结核、肝肾功能损害、糖尿病自主神经病变、腹泻；磺脲类治疗失败等。

（五）糖尿病控制标准

糖尿病控制标准见表 1-2。

表 1-2　糖尿病控制标准

指标	良好	一般	差
血糖（mmol/L）			
空腹	4.4～6.1	≤7.0	＞7.0
非空腹	4.4～8.0	≤10.0	＞10.0
糖化血红蛋白 HbA$_1$c（%）	＜6.5	6.5～7.5	＞7.5
血压（mmHg）	＜130/80	130～140/80～90	≥140/90
体重指数 BMI（kg/m^2）			
男	＜25	＜27	≥27
女	＜24	＜26	≥26
总胆固醇 TC（mmol/L）	4.5	≥4.5	≥6.0
HDL-C（mm/L）	＞1.1	1.1～0.9	＜0.9
三酰甘油 TC（mmol/L）	＜1.5	＜2.2	≥2.0
LDL-C（mmol/L）	＜2.6	2.6～4.0	＞4.0

三、糖尿病患者脑卒中预防措施

1. 成年糖尿病高危人群建议尽早进行糖尿病筛查；无糖尿病危险因素的人群建议在年龄＞40 岁时开始筛查。对于首次血糖筛查结果正常者，建议每 3 年至少重复筛查 1 次。有脑血管病危险因素的人应定期检测血糖，包括测定糖化血红蛋白（HbAlc）和糖耐量试验。

2. 糖耐量异常（Impaired Glucose Tolerance，IGT）患者应当进行生活方式干预，使体重减轻 7%，同时每周至少进行中等强度的体力运动（如步行）150min 以上。

3. 糖尿病控制目标：控制目标需要个体化，推荐将空腹血糖控制在 4.4～

7.0mmol/L，餐后血糖＜10.0mmol/L。对大多数非妊娠成年Ⅱ型糖尿病患者而言，合理的 HbAlc 控制目标为＜7%；在无低血糖或其他不良反应的前提下，病程较短、预期寿命较长、无并发症、未合并心血管疾病的Ⅱ型糖尿病患者，HbAlc 控制目标＜6.5%；对有严重低血糖史、预期寿命较短、有显著的微血管或大血管并发症、严重合并症或难达到常规治疗目标的患者建议 HbAlc 目标＜8.0%。

4. 糖尿病患者血糖控制应采取改进生活方式、营养治疗、运动治疗、药物治疗等在内的综合治疗。首先应改善糖尿病患者的生活方式，改善饮食，加强体育锻炼。运动疗法 2～3 个月血糖控制仍不满意者，起始药物治疗首选二甲双胍。单独使用二甲双胍无效者，应联合二线降糖药物，即胰岛素促泌剂、糖苷酶抑制剂、二肽基肽酶Ⅳ（DPP-4）抑制剂或噻唑烷二酮类（TZDs）。如果药物最大耐受剂量治疗 3 个月仍不能达到或维持 HbAlC 目标值者，应加用胰高血糖素样肽-1（GLP-1）受体激动剂或胰岛素。

5. 对于糖尿病合并高血压的患者血压控制目标应该＜140/90mmHg，治疗方案应优先使用一种 ACEI 或 ARB 类降压药。

6. 糖尿病患者应在严格控制血糖、血压及生活方式干预的基础上，联合他汀类药物降低卒中风险。糖尿病合并单纯高甘油三酯血症（大于 5.6mmol/L）患者应使用贝特类药物。不推荐他汀类药物与贝特类药物联合应用预防卒中。

四、规范的血糖管理对脑卒中的二级预防

为了使卒中患者接受规范的血糖管理，做好卒中的二级预防，降低卒中患者的再发风险，特制定脑卒中血糖管理指导规范，以供参考。

（一）缺血性卒中/短暂性脑缺血发作（TIA）急性期的血糖管理

1. 高血糖 对于急性缺血性卒中/TIA 患者，应尽快测量并监测血糖；当血糖高于 10.0mmol/L 时，应该给予降糖治疗，急性期首选胰岛素，并注意防止低血糖发生。

预防：卒中急性期的高血糖主要分为两种，一种是既往已知或存在但不知晓的糖代谢异常，并可因卒中所致的应激使既往的糖代谢异常加重，另一种为单纯的应激性血糖升高，二者在急性卒中时难以区分。无论以上何种形式的高血糖均对卒中患者不利。既往许多研究均表明，与血糖正常患者相比，同时合并糖代谢异常的卒中患者卒中后神经功能恢复更加缓慢，并发症更多、再发急性心脑血管疾病意外的风险更大。在寻求血糖达标的同时，还应注重安全性，有效地避免血糖波动，减少低血糖，尤其是严重、急性低血糖的发生。

2. 低血糖　对所有急性卒中/TIA 患者尽快测量血糖。对于血糖低于 3.3mmol/L 的患者应该尽快给予补糖治疗，纠正血糖的目标为正常血糖即可，避免血糖过高。

预防：卒中急性期出现低血糖的情况并不常见，大多可能与应用治疗糖尿病的药物有关。严重的低血糖可产生各种神经系统症状，并可导致抽搐或产生类似卒中的症状。低血糖可在卒中的基础上进一步加重脑损伤，直接导致脑缺血损伤及脑水肿加重，严重低血糖甚至可造成不可逆的严重脑损伤。

对于缺血性卒中患者，发病后应该尽可能早地测量血糖，对于血糖低于 3.3mmol/L（60mg/dL）的患者应该给予紧急处置，大多数患者可通过缓慢静脉注射 20～40ml 50% 的葡萄糖得到快速纠正。也可选择口服补糖，但提升血糖速度较慢，且不能用于意识障碍或吞咽障碍等患者。

（二）缺血性卒中/TIA 二级预防中的血糖管理

1. 对于无糖代谢异常病史的缺血性卒中/TIA 患者，应该做到尽早筛查血糖，应尽早查空腹血糖和糖化血红蛋白，对空腹血糖小于 7mmol/L 的患者急性期后应做 OGTT 试验，保证对糖尿病或糖尿病前期的尽早发现。

2. 在缺血性卒中/TIA 患者的长期血糖管理中，建议将糖化血红蛋白控制在小于 7.0%（平均血浆葡萄糖为 8.6mmol/L）水平。

3. 在保证不发生低血糖或其他严重不良反应的情况下，一些患者可选择更加严格的目标糖化血红蛋白水平（6.5%）（平均血浆葡萄糖为 7.8mmol/L），这些患者可能包括糖尿病病史短、预期寿命长及无严重心血管疾病的患者。

4. 对于有严重低血糖事件发生史、预期寿命短、存在严重的微血管或大血管并发症、存在其他严重并发症以及糖尿病病史长且应用包括胰岛素在内的多种药物都难以控制血糖的患者，可考虑将目标糖化血红蛋白水平提高为8.0%（平均血浆葡萄糖为 10.2mmol/L）。

预防：关于合并糖代谢异常的缺血性卒中/TIA 患者，日常血糖管理的相关循证医学证据尚比较缺乏，现有的国内外指南中的推荐意见多来自一级预防的证据。无论是对于一级预防还是二级预防，至今均无充分的循证医学证据证明严格的血糖管理能降低糖尿病患者卒中发生或卒中再发的风险。

（二）自发性脑出血的血糖管理

1. 对于脑出血患者，应尽快测量并监测血糖，对于血糖低于 3.3mmol/L 的患者应该尽快给予补糖治疗，纠正血糖的目标为正常血糖即可，避免血糖过高，当血糖大于 10.0mmol/L 时应选择降糖治疗，并注意避免低血糖发生。

2. 对于脑出血急性期过后的患者，可参照缺血性卒中/TIA 二级预防中的血糖管理部分。

（三）重症脑卒中患者的血糖管理

对于任何类型的重症脑卒中患者，推荐当血糖持续大于 10.0mmol/L 时应该给予持续静脉泵入胰岛素治疗，推荐目标血糖浓度为 7.8～10.0mmol/L。目标血糖越接近以上范围低值可能获益越大，对于部分患者，只要不发生严重低血糖，6.1～7.8mmol/L 的血糖可能是合理的。

第六节　血脂代谢异常

一、高脂血症与脑血管病的关系

血脂增高，可引起动脉粥样硬化，是脑梗死的危险因素。多数研究认为，高脂血症的发生和遗传因素密切相关。近年来,随着分子生物学技术和流行病学的发展,从基因和分子水平揭示 HLP 已成为 CVD 研究的重要课题。HLP 是多基因遗传性疾病,脂蛋白代谢主要受载脂蛋白、脂蛋白受体及脂蛋白酶(LPL)的影响,三者基因的多态性构成了 HLP 的遗传物质基础。

脂蛋白按粒子大小,分为极低密度脂蛋白、低密度脂蛋白和高密度脂蛋白三种。前两种脂蛋白粒子小,含胆固醇和甘油三酯较高,容易在动脉内膜中浸润沉积,促使血管平滑肌细胞增生,造成动脉硬化。它的含量越高,动脉硬化的程度越重。相反,高密度脂蛋白粒子大,含胆固醇和甘油三酯较少,能将肝脏外组织中的胆固醇运到肝内,起到清除动脉血管内胆固醇的作用,这样就能降低血液中脂肪的浓度,不但不引起动脉硬化,反而有保护血管的作用。高密度脂蛋白下降,是脑梗死的易发因素。

血脂中各成分与脑血管病的关系复杂,血脂代谢异常包括总胆固醇(TC)、低密度脂蛋白胆固醇(LDL-C)和三酰甘油(TG)增高,高密度脂蛋白胆固醇(HDL-C)下降。血脂水平受多种因素的影响,例如性别、年龄、遗传或生活方式等。中华心血管病学会组织国内专家于 2001 年制定了我国《血脂异常防治建议》制定了血脂水平的划分标准。

表 1-3　血脂水平划分标准

项目	划分水平	我国血脂异常防治建议（2001 年）
TC（mmol/L）	合适水平	≤5.17
	临界范围	5.20～5.66
	升高	5.69
LDL-C（mmol/L）	合适水平	≤3.10
	临界范围	3.13～3.59
	升高	≥3.62
HDL-C（mmol/L）	合适水平	≤3.10
	减低	≤0.90
TG（mmol/L）	合适水平	≤1.69
	升高	>1.69

　　研究缺血性脑卒中各亚型的血脂分布，发现三酰甘油和总胆固醇在小血管和大血管病变中均升高；在大血管病变的脑卒中组中高密度脂蛋白显著降低。血总胆固醇与脑卒中危险性呈"U"型相关。2003 年亚太地区队列研究项目协作组对胆固醇水平与脑卒中发病和死亡关系进行了评估，结果显示：胆固醇水平与缺血性脑卒中呈弱的正相关关系，胆固醇每增高 1mmol/L，缺血性脑卒中的风险增高 25%；而胆固醇水平与出血性脑卒中呈负相关关系，胆固醇每增高 1mmol/L，出血性脑卒中的风险下降 20%。

二、降低脑卒中的作用机制

　　1. 减少心肌梗死的发生　他汀类药物可降低血小板聚集，减少血栓形成。可能通过降低心脏附壁血栓形成，减少心源性血栓栓塞脑血管，使脑卒中发生率下降。他汀类药物还可延缓粥样硬化斑块的进展，增加斑块的稳定性，抑制泡沫细胞的形成；抑制基质金属蛋白酶活性，增加斑块中胶原的含量；减少血管损伤局部炎症因子的释放；动员并改善血管内皮祖细胞功能，参与损伤内皮细胞的修复；抑制血管平滑肌细胞的迁移和增殖等诸多综合作用，使粥样硬化斑块稳定。

　　2. 降低 LDL 是防治心脑血管疾病的关键　高脂血症的危险性主要取决于低密度脂蛋白的含量。血浆中低密度脂蛋白（LDL）是沉积在动脉壁粥样硬化斑块内的主要脂质成分，血管壁内和动脉粥样硬化损伤处的所有主要细胞都能氧化 LDL，产生氧化型 LDL（Ox-LDL），轻度氧化的 LDL 在引起单核细胞聚集方面具有启动因子的作用，巨噬细胞吞噬了大量的 Ox-LDL 后就演变成泡沫细胞，巨噬细胞或泡沫细胞内的脂质饱和后，无论破裂与否，都可释放大量的活性物质，加速病变的发展，导致动脉粥样硬化。因此，降低 LDL 是防治心脑血管疾病的关键一环。

　　3. 降低血压　降低胆固醇可使血压下降 2～5mmHg，而血压的下降可使脑卒中的危险性减小。推测与他汀类药物改善损伤血管内皮功能、增加局部一氧化氮的释放、改变血管的弹性有关。

三、高脂血症的治疗

（一）高脂血症的药物治疗

1.普罗布考药物 增加非受体介导的 LDL 分解代谢。普罗布考 1g/d，分 2 剂。适用于家族性高胆固醇血症和家族性混合型高脂血症。不良反应：腹泻、软便、Q-T 间期延长。

2.烟酸 抗脂肪分解，肝胆固醇合成减少，乳糜微粒/VLDL/LDL 分解代谢增加。烟酸 1～6g/d。不良反应：潮红、瘙痒、皮肤干燥、十二指肠溃疡、胃肠道不适、痛风、胃酸增加、空腹血糖升高、ALT/AST 升高。

3.贝特类 加强 VLDL 分解代谢，抑制 HMG-CoA 还原酶，增加 LDL 受体数量，抑制三酰甘油、胆固醇合成。适用于家族性高甘油三酯血症，家族性混合型高脂血症。不良反应：胃肠道不适、性欲减退、肌痛、胆石症、脱发、CK 升高。

4.他汀类(HMG-CoA 还原酶抑制剂) 抑制胆固醇合成，并且上调 LDL-C 受体，加速清除循环中的 LDL-C。他汀类药物还有非降脂作用，如改善内皮功能，稳定斑块，减少炎症反应和抑制血栓形成等。适用于高胆固醇血症。不良反应：皮疹、胃肠道反应、肌痛、疲劳、头痛、CK 升高、ALT 升高、AST 升高。

高胆固醇血症使用他汀类药物；高甘油三酯血症使用贝丁酸类（贝特类）药物；混合型高脂血症，以 TC 和 LDL 升高为著者使用他汀类药物，以 TG 升高显著者使用贝丁酸类药物；三项指标都明显升高者同时使用他汀类药物和贝丁酸类药物；需要定期复查肝功能，避免肌纤维溶解症的不良反应。

（二）脑卒中二级预防中的他汀类药物调脂治疗

缺血性脑卒中二级预防的一个重要策略是降脂药物的使用，他汀类药物预防脑卒中复发日益受到临床医师的重视。在降低胆固醇预防脑卒中复发研究中均强调了他汀类药物对脑卒中二级预防的意义。中国专家组参考国外的指南及最新研究结果等，制定了《他汀类药物预防缺血性脑卒中/短暂性缺血发作的专家建议》，该建议强调了缺血性脑卒中后应尽快完成血脂检查，依据缺血性脑卒中复发的危险分层及相应的血脂控制目标值，制定出具体的治疗方案（表1-4）。

表1-4　他汀类药物预防缺血型脑卒中/短暂性缺血发作专家建议

危险分级	临床描述	启动他汀的LDL-C	他汀治疗方案	LDL-C 目标值
极高危（Ⅱ级）	缺血脑卒中或TIA属于任一种情况：1.有动脉栓塞证据。2.有脑动脉硬化易损斑块证据。	不考虑	强化降脂	<2.1mmol/L，DL-C降低幅度大于40%
极高危（Ⅰ级）	危险因素：糖尿病、冠心病代谢综合征、吸烟	>2.1mmol/L		
高危	其他脑卒中或TIA	>2.6mmol/L	标准降脂	<2.6mmol/L，DL-C降低幅度30%～40%

第七节　动脉粥样硬化

动脉粥样硬化是一种主要累及大、中血管动脉内膜的疾病。血液中的脂质和有形成分在血管壁沉积形成粥样硬化斑块，伴有典型的局限性增厚和纤维增生，形成纤维斑块，同时可以出现复合损伤，包括斑块破裂、血栓形成、管腔狭窄、管腔壁进行性变薄和室壁瘤膨出。

一、动脉粥样硬化的发病机制

动脉粥样硬化的发病机制尚不完全清楚。LDL-C是动脉粥样硬化的核心，是最常见的斑块诱导因子。新发现的动脉粥样硬化因素包括脂蛋白a、高半胱氨酸、感染原（如疱疹病毒和肺炎支原体）和血管压力应答激素（血管紧张素Ⅱ）引起的氧超载。根据 Ross 提出的动脉粥样硬化发生理论，动脉粥样硬化主要是"损伤应答"引起的炎症反应。

（一）粥样硬化斑块细胞形成期

早期的动物实验发现，动脉粥样硬化早期的脂肪纹中就存在巨噬细胞和 T 淋巴细胞，提示动脉粥样硬化早期存在与炎症有关的免疫应答反应。此外，在不同时期的动脉粥样硬化斑块内都可发现包括多种白细胞介素（IL）、干扰素、肿瘤坏死因子α（TNF-α）、不同类型的生长因子和细胞集落刺激因子等细胞活性物质。这些活性物质可促进炎症的扩散，进而加速粥样硬化斑块的形成。

（二）粥样硬化斑块的进展期

随着动脉粥样硬化的发展，斑块内的炎症细胞将持续增加。这些细胞来自循环着的血液，或直接在病变区自身繁殖产生。当内皮衍生的 IL 族诱导单核细胞和 T 细胞黏附，特别是黏附在动脉分支处时，会引起显著的血液湍流。而这种切应力的改变可导致与上述分子产物有关的基因表达上调，使含有细胞活素和生长因子的血浆水平进一步升高，促进单核细胞不断进入粥样硬化斑块内，最终使粥样硬化斑块充分发展。

（三）粥样硬化斑块急性破裂期

粥样硬化斑块急性破裂是斑块充分进展后，在某些触发因素的作用下发生的急性事件，同样涉及炎症机制。粥样硬化斑块表面的纤维帽是保持斑块稳定性的基础。而进入粥样硬化斑块内的巨噬细胞活化后，可释放大量基质金属蛋白酶（MMP）和其他蛋白水解酶，后两者均可破坏粥样硬化斑块的纤维帽，轻者造成斑块表面炎症浸润或溃疡，重者导致粥样硬化斑块急性破裂。

二、动脉粥样硬化的预防和治疗

（一）预防

1.已有危险因素的个体，应认真综合控制多重危险因素，预防心脑血管疾病。应坚持治疗性生活方式改变（TLSC），包括减少饱和脂肪酸（＜总热量的7%）和胆固醇的摄入，选择能加强降低低密度脂蛋白效果的食物，如植物甾醇和可溶性黏性纤维，戒烟、减轻体重、增加有规律的体力活动等，并且有效控制高血压、血脂异常、糖代谢异常、肥胖和代谢综合症。

2.预防致残、致命的血管事件——脑卒中和心肌梗死。主要对象是稳定斑块，早期使用他汀类药物，发挥其稳定斑块、抗缺血、减少事件的作用和强化抗栓、防栓，联合使用阿司匹林和氯吡格雷。

（二）治疗

1.急性脑梗死患者应尽快送到医院，用溶栓或血管内介入的方法，开通被血栓闭塞的血管，挽救缺血半暗带，挽救生命。

2.预防复发，应与康复（包括机体与心理的康复）相结合，预防脑血管事件的复发，治疗性生活方式改变和药物干预并用——ABCDE系统。A—Aspirin（阿司匹林），ACEI（血管紧张素转换酶抑制剂）；B—β-blocker（β受体阻断剂），Blood pressure lowering（降血压）；C—Cholesterollowering（降胆固醇），Cigarequitting（戒烟）；D—diabetescontrol（控制糖尿病），Diet（合理饮食）；E—Exercises（有氧代谢运动）以及Education（参加患者教育）。对患者行DSA在内的全面检查，以及尽早发现包括脑血管狭窄及闭塞在内的病因学证据，颈动脉狭窄大于70%者在条件适当时还可以选择包括血管内支架成形术和颈动脉内膜切除术在内的手术治疗。控制脑动脉粥样硬化对于减少脑卒中的发病率、致残率、死亡率有重要意义。

第八节　肥胖

中国肥胖问题工作组汇总分析报告表明，体重指数增高，冠心病和脑卒中发病率也会随之上升，超重和肥胖是冠心病和脑卒中发病的独立危险因素。体重指数每增加 2，冠心病、脑卒中、缺血性脑卒中的相对危险分别增加 15.4%、6.1% 和 18.8%。一旦体重指数达到或超过 24 时，患高血压、糖尿病、冠心病和血脂异常等严重危害健康的疾病的概率会显著增加。

一、肥胖的定义及 BMI 指数

BMI 指数（即身体质量指数）是目前国际上常用的衡量人体胖瘦程度以及是否健康的一个标准。BMI（体重指标 Body Mass Index）是世界公认的一种评定肥胖程度的分级方法，世界卫生组织也以 BMI 来对肥胖或超重进行定义。中国成人的超重与肥胖标准为：体重指数大于等于 24 为超重，大于等于 28 为肥胖；男性腰围大于等于 85 厘米，女性腰围大于等于 80 厘米为腹部肥胖标准。BMI 计算方法：体重比身高的平方（即 kg/m^2）。

据世界卫生组织的标准，亚洲人的 BMI 若高于 22.9 便属于过重。我国参考标准（表 1-5）最理想的体重指数是 22。

表 1-5　BMI 参考标准

体质类型	WHO 标准	亚洲标准	中国标准	相关疾病发病危险性
偏瘦	<18.5			低（但其他疾病危险性增加）
正常	18.5～24.9	18.5～22.9	18.5～23.9	平均水平
超重	≥25	≥23	≥24	
偏胖	25.0～29.9	23～24.9	24～27.9	增加
肥胖	30.0～34.9	25～29.9	≥28	中度增加
重度肥胖	35.0～39.9	≥30	—	严重增加
极重度肥胖	≥40.0			非常严重增加

二、肥胖的治疗措施

（一）行为治疗、控制饮食

行为治疗，主要是让患者养成良好的生活方式和饮食习惯，适当地进行运动，以配合治疗，通过大量的宣传教育让患者及其家人清楚肥胖的危害性，让其持久地坚持下去，不能半途而废，要有战胜肥胖症的决心。坚信有志者，事竟成。中度肥胖以上的患者对饮食总量需要严格进行控制，特别是对脂肪的摄入量，更是需要严格限制，对于甜食和啤酒，也需要进行限制，考虑到患者的个体差异，饮食应用个体化方案。女性患者的饮食为 4180～5016kJ/d，男性患者的饮食为 5016～6270kJ/d；除了减少饱和性脂肪以外，所摄入的饮食总脂肪应不超过总热量的 30%。单纯减少脂肪百分比不会使体重减轻，除非总热量也减少。

（二）体育活动

体育活动是减肥的一个重要部分，持续性体育锻炼对于预防体重反弹最有帮助，锻炼和动脉硬化呈反向关系，有利于降低心血管病和糖尿病的危险。锻炼应缓慢开始，逐渐增加强度，循序渐进。在平时生活中多干些体力活，或者去做一些体育运动，跑步、骑行、跳绳等都可以进行。例如开始时，患者散步每次 30 分钟，每周 3 次；逐渐增加强度到 45 分钟以上，每周至少 5次。减少久坐的时间是另一种加强活动的措施。专家建议 1 周 3～4 次，每次20～30 分钟的有氧锻炼，比如快步走、慢跑、骑自行车或其他有氧运动。

（三）药物治疗

对于严重的肥胖症患者，可以采用药物来减轻体重，进行治疗。但是，药物进行治疗可能会产生副作用和身体耐药性，从长远来说，对身体健康不利。现在在临床上，关于使用药物进行治疗还处于探讨改进阶段，所以，选用药物进行治疗需要慎重，并且要根据患者的身体状况进行权衡，预判可能出现的情况，经过各种分析后再做出是否适合采取的决定。

（四）减肥的外科治疗

手术只针对重度的肥胖症患者。在进行手术前，需要对患者进行全面的身体评估，特别是那些本身还患有其他疾病的患者，如糖尿病、高血压等。要进行严格手术预判及评估。

第九节　生活方式

生活方式指人们在某种价值观念指导下的各种生活、活动的方式，这些方式直接影响着人类的健康。

一、合理饮食与营养

饮食的许多方面与脑卒中风险有关。增加水果和蔬菜摄入剂量可以降低脑卒中风险。钠摄入量较高与脑卒中风险增高有关，钾摄入量较高则与脑卒中风险降低有关。钠和钾对脑卒中风险的潜在影响至少在一定程度上是通过血压介导的。已证实，增加钾摄入量能降低血压，而钠盐则有直接的升压效应。通过减少钠和增加钾的摄入量来降低血压，从而可能降低脑卒中风险。建议钠摄入量≤2.3g/d、钾摄入量≥4.7g/d。

二、戒烟

吸烟可引起动脉壁脂肪变性，并增加血小板聚集率，降低血管内皮细胞的屏障功能，促进低密度脂蛋白胆固醇升高，减低高密度脂蛋白胆固醇。吸烟与缺血性脑卒中和出血性脑卒中均存在明确的相关性，在青年人中尤其如此。吸烟还可能加强对其他脑卒中危险因素的影响。服用口服避孕药与吸烟对脑梗死风险存在协同效应。被动吸烟也是脑卒中的一个重要危险因素。流行病学研究显示，脑卒中的风险随着戒烟时间的延长而降低。建议节制吸烟并戒烟，也应考虑避免吸烟环境。

三、限酒

当我们的血液中酒精含量超过 0.1%，人就会进入醉态，超过 0.4% 就会进入危险状态，适量地饮酒不仅延缓衰老，还能够预防心脑血管疾病，减少冠心病的发作率，对各种疾病都有很好的抑制作用。饮酒和脑卒中的关系很复杂，多种族人种的病例对照研究显示，中等量饮酒（相当于 20～30g/d 酒精）使缺血性脑卒中危险下降；而重度饮酒使缺血性脑卒中和出血性脑卒中危险升高。但是一旦饮酒过量，对我们的心肝脾胃肾，都有不可挽回的伤害，过量饮酒还会导致哮喘，引起骨质疏松。饮酒时间下午最为合适，下午饮酒更容易被人体吸收，睡前、感冒也不适宜饮酒，容易对我们的胃、心血管造成损害。

近期 Meta 分析显示相同的结果：重度饮酒（＞60g/d）脑卒中的相对危险增加，而轻、中度饮酒，对于脑卒中有保护作用。每天饮酒＜12g，脑卒中危险性下降，中等量饮酒（12～24g/d）缺血性脑卒中相对危险下降。

四、体力活动适当锻炼

若想保持健康的生活方式，你还需做到在有时间的时候进行适当的体育锻炼，避免因为久坐、久睡等造成身体的肥胖或者是亚健康，可以选择跑步、打球、瑜伽、跳广场舞等锻炼方式，只要是适合自己的都行。体力活动对脑卒中的有益作用已得到证实。久坐习惯与脑卒中风险的增高有关。流行病学的研究表明，锻炼对脑卒中的其他几种重要危险因素具有有益的作用，并可降低脑卒中风险。增加体力活动，可降低脑卒中的风险。有规律锻炼（每天≥30分钟中等强度的体力活动）作为健康生活方式的组成部分是明智的。

五、规律作息

健康的生活方式包括保持一个规律的作息时间，白天的三餐、午休，晚上的睡眠时间，早上的起床时间都建议提前规划好，并一直按照这种作息时间长期坚持下去，久而久之，你的生物钟就会习惯这种模式，让身体各机能都得到很好的休息和锻炼。现在很多年轻人都习惯于晚睡晚起，殊不知其实这种生活方式对身体的伤害很大，会影响人的身体机能，特别是长期的熬夜，对身体的伤害更是致命的，而到了早上，睡久了起来头都是晕乎乎的，甚至早上的状态会影响一整天的精神，所以要想身体健康，还是坚持早睡早起。另外，"三杯温开水预防血栓症"，就是早晨起床饮一杯温开水，晚上睡前饮一杯温开水，半夜醒来饮一杯温开水。因为上午 8:00～10:00 是高血压高峰期，心脑血栓极易形成；早晨起床饮一杯水可稀释血液，防止血栓形成，另外还可起到通便的作用。夜间血流缓慢，容易形成血栓，睡前和半夜饮一杯水叫稀释血液，但也不必刻意半夜饮水而影响了休息。

第二章　脑血管病的发病机制研究

第一节　氧合血红蛋白与脑血管痉挛

脑血管痉挛（CVS）的原因是脑内动脉的一支或多支，由于动脉壁平滑肌的收缩或血管损伤引起其管腔形态学变化，从而在动脉造影时表现出管腔狭窄。动脉瘤性蛛网膜下腔出血（SAH）常引起脑血管痉挛，但很少在 3d 内发生，在 4～7d 时血管造影显示有 30%～70%的 SAH 患者出现脑血管痉挛，其中只有 20%～30%出现临床症状。严重的脑血管痉挛是 SAH 死亡和致残的主要原因。关于 SAH 后脑血管痉挛病因的研究已经持续数十年，但至今尚未完全阐明。目前几乎所有关于脑血管痉挛原因的报告都认为，脑血管痉挛是多种原因造成的。在最近的研究中，多数学者认为氧合血红蛋白（oxyhemoglobin，OxyHb）是 SAH 后慢性血管痉挛的主要启动因素，但其生化机制却未完全明了。

一、氧合血红蛋白的生理特性

血液在体外孵育 2d 后，可在上清液中发现因红细胞缓慢溶血而释放的OxyHb，血红蛋白（Hb）以两种形式存在，即 OxyHb 和还原血红蛋白（DeoxyHb）。OxyHb 在空气中被氧化为正铁血红蛋白（MetHb）。尽管血小板和血清作为有效的血管收缩物质已被研究了许多年，实验证明红细胞在溶血时释放某种血管活性物质，这种物质性能稳定，孵化 7d 后仍有收缩血管的作用。用分光光度测定法和电泳法证实它是 OxyHb。OxyHb 有很强的血管收缩作用。由于 SAH 后红细胞的溶解、血红蛋白的释放及氧化过程与脑血管痉挛的时间进程一致，故目前认为 OxyHb 是引起慢性血管痉挛的主要因素。

蛛网膜下腔出血（SAH）后脑血管痉挛在第 3d 发生率最高，6～7d 达高峰，2～3 周开始恢复。SAH 后脑脊液（CSF）中的红细胞在 12h 内仍是新鲜和完整的，在 16～32h 后逐渐溶解，7d 达高峰并持续存在，20d 完全溶解。

由此可见，脑血管痉挛的时间与蛛网膜下腔中红细胞溶血的发生是一致的。Barrows 等用分光光度测定法检测 SAH 后脑脊液，观察到 SAH 后 2h 可发现 OxyHb，1 周后 OxyHb 的量逐渐减少，2～3 周后消失。如果在脑脊液中血管活性物是 OxyHb，那么脑脊液中 OxyHb 的浓度应该与血管痉挛的程度有关，但这种关系很难测定，因为腰穿脑脊液中 OxyHb 的浓度不能准确反应痉挛动脉周围的 OxyHb 浓度。

二、氧合血红蛋白引起脑血管痉挛发病机制

脑血管痉挛可能是 OxyHb 介导的平滑肌收缩时间延长，血管痉挛期间，OxyHb 的浓度在脑脊液中保持较高水平；其作用机制可能是 OxyHb 直接作用于平滑肌使其收缩或刺激动脉壁释放的血管活性物质，间接作用于肌纤维，使平滑肌收缩时间延长。

（一）自由基和脂质过氧化物

蛛网膜下腔中红细胞溶解释放的 OxyHb 是引起血管痉挛的关键因素。在血管痉挛的发展过程中，红细胞是血液的必须组成成分，而且红细胞中最具有血管活性的是 OxyHb。OxyHb 是通过延长动脉收缩时间起作用的，虽然它的作用机制可能与其他致挛因子不同，但在动脉超微结构上，它们发生的损伤是相似的。OxyHb 作为血管痉挛主要的启动因子，引起平滑肌收缩的详细机制仍不十分清楚。

蛛网膜下腔出血后红细胞溶血释放的 OxyHb 自动氧化形成 MetHb，并释放超氧自由基、过氧化氢和单线态分子氧。体内过多的超氧自由基会对机体造成损伤，包括攻击细胞膜上膜磷脂中的多链不饱和脂肪酸、对细胞蛋白质的损害及对 DNA 的毒害作用，并且在血红蛋白中铁的协同作用下，氧自由基可使脂质过氧化物（铁依赖脂质过氧化物）的活性增加。脂质过氧化物已被证明可在体内外造成脑血管收缩和结构的损伤。另外，在氧自由基启动的脂质过氧化物反应中，细胞膜的通透性增加，并在一系列酶的作用下产生多种

血管收缩物质，如前列腺素 G_2、前列腺素 H_2 以及血栓烷 A_2。血栓烷 A_2 是一种强有力的血管收缩物质，可促进血小板的凝聚。

（二）一氮化氮

自 20 世纪 80 年代后期，一氧化氮的研究逐渐引起人们的重视。一氧化氮主要由内皮细胞合成，以 L-精氨酸为底物，在一氧化氮合酶的作用下生成一氧化氮，并快速弥散进入鸟氨酸循环，刺激鸟氨酸环化酶将三磷酸鸟苷转化为环 3，5-单磷酸鸟苷（cGMP），提高血管平滑肌内 cGMP 水平，引起血管松弛。因此，称一氧化氮为内皮细胞源性血管松弛因子（EDRF）。SAH 患者中的 OxyHb 能与一氧化氮结合，使内源性一氧化氮耗竭，影响它对血管的舒张作用，从而发生脑血管痉挛。一方面，氧自由基能使一氧化氮失活并降低一氧化氮合酶的活性，导致一氧化氮的生成减少。Afshar 等在有血管痉挛的动物模型颅内注入一氧化氮后，痉挛的血管出现可逆的变化，进一步证实了脑血管痉挛是由于血管壁上一氧化氮的缺乏造成的。另一方面，由于一氧化氮生成减少而造成的血管痉挛，其血管外膜的免疫反应性降低，可引起细胞内钙的释放，使细胞内游离 Ca^{2+} 浓度升高，当达到其临界收缩浓度（10μmol/L）时，通过一系列酶的作用，引起平滑肌的收缩。

第二节　出血性脑损伤影响机制

非外伤性脑实质内血管破裂所引起的出血统称为脑出血（cerebral hemorrhage，CH），主要分为自发性脑实质/脑室出血和蛛网膜下腔出血两大类，约占全部脑卒中的 8%～15%。另外，部分大面积脑梗死和栓塞性卒中患者也可以出现脑出血，通常将此类出血称之为出血性梗塞（hemorrhagic infarction，HI）。自发性脑实质/脑室出血的主要病因为小动脉硬化破裂。

一、脑出血的发生机制

在发生机制上，实际上每一例脑出血并不是单一因素引起，而可能是几种综合因素所致，高血压形成脑出血的机制有许多说法，比较公认的是微动脉瘤学说，一般认为单纯的血压升高不足以引起脑出血，脑出血常在合并脑血管病变的基础上发生。

（1）微动脉瘤破裂。因脑内小动脉壁长期受高血压引起的张力影响，使血管壁薄弱部位形成动脉瘤，其直径一般 500μm，高血压患者的脑内穿通动脉上形成许多微动脉瘤，多分布在基底核的纹状动脉、脑桥、大脑白质和小脑中直径在 100～300μm 的动脉上，这种动脉瘤是在血管壁薄弱部位形成囊状，当血压突然升高时，这种囊性血管容易破裂造成脑出血。

（2）脂肪玻璃样变或纤维坏死。长期高血压对脑实质内直径 100～300μm 小穿通动脉管壁内膜起到损害作用，血浆内的脂质经损害的内膜进入内膜下，使管壁增厚和血浆细胞浸润，形成脂肪玻璃样变，最后导致管壁坏死，当血压或血流急剧变化时容易破裂出血。

（3）脑动脉粥样硬化。多数高血压患者的动脉内膜同时存在多样病变，包括局部脂肪和复合糖类积聚，出血或血栓形成，纤维组织增长和钙沉着，脑动脉粥样硬化患者易发生脑梗死，在大块脑缺血软化区内的动脉易破裂出血，形成出血性坏死病灶。

（4）脑动脉的外膜和中层在结构上薄弱。大脑中动脉与其所发生的深穿支-豆纹动脉呈直角，这种解剖结构在用力、激动等因素使血压骤然升高的情况下，该血管容易破裂出血。

二、脑出血的病理生理机制

（1）主要病理生理变化。血管破裂形成血肿，其周围组织在血肿形成 30min 后出现海绵样变性，6h 后邻近的脑实质内，随时间变化由近及远有坏死层、出血层、海绵样变性及水肿等。血肿周围脑组织的这些变化除了机械压迫外，主要是血浆、血红蛋白及其他血管活性物质等起着重要作用。

出血后颅内容积增大，破坏了颅内环境的稳定，所致的脑水肿导致颅内压进一步增高，同时也影响局部脑血流量和凝血纤溶系统功能。脑出血除血肿本身的占位性损害外，还有周围脑组织血液循环障碍，代谢紊乱（如酸中毒），血管运动麻痹，血-脑脊液屏障受损及血液分解产物释放多种生物活性物质对脑组织的损害。

（2）脑水肿形成。水肿在出血灶周围最严重，同侧大脑皮质、对侧皮质和基底核区也有水肿，血肿周围脑水肿既有血管源性，也有细胞毒性，远离病灶的脑水肿是血管源性脑水肿扩散的结果。实验显示，自体血注入小鼠尾状核研究发现，同侧基底核区水肿在 24h 内进行性加重达高峰，以后保持恒定，直到第 5 天开始消退。

（3）脑出血对凝血、抗凝纤溶状态的影响。一般认为，急性期脑组织损伤后释放组织凝血活酶，使血中凝血活性升高，抗凝血酶消耗性降低，纤溶活性代偿性升高。对凝血过程的研究发现，出血后在 24h 内，凝血块形成过程中凝血酶的释放，会引起邻近脑水肿、血-脑脊液屏障破坏和细胞毒作用。

另外，红细胞溶解，在最初出血后 3 天左右达高峰，是脑水肿形成的另一个机制，这可能与释放游离血红蛋白及其降解产物有关。最近研究表明，自由基、兴奋性氨基酸和膜对钙的通透性，是缺血性脑损伤的重要因素。氧自由基可能来源于花生四烯酸释放、儿茶酚胺代谢、白细胞活化、一氧化氮合成和其他病理生理过程。三价铁释放，促使过氧化物和过氧化氢转化成毒性更大的羟自由基，这是缺血性脑水肿的一种更重要的递质，血液和脑实质能产生超氧负离子，这大概与血液分解产物包括三价铁有关。

综上所述，尽管脑出血的病理生理机制十分复杂，了解并掌握脑出血时脑损害的病理过程，将有助于药物治疗及促进血肿的吸收和神经功能的恢复，同时，对脑出血的病理生理机制的认识有待进一步深入。

三、创伤性脑损伤的机制

随着工业、建筑业的迅速发展，意外事故等导致的重型颅脑创伤发病率出现逐年上升的趋势，给社会和家庭带来较大经济负担。颅脑创伤后病理生理过程相当复杂，除原发创伤产生的剪切力对细胞膜、神经元胞体、白质结构和血管床的损伤外，伤后脑缺血、脑水肿/脑肿胀，经常伴发耳鸣、眩晕、耳聋等症状。我们研究了颅脑创伤的病理变化机制对听功能的影响，光镜显示正常大鼠脑组织毛细血管、神经元、胶质细胞等结构正常。脑出血创伤后24h组脑实质有点状出血，主要位于低位脑干背侧，脑表面血管充血，大脑皮层椎体细胞水肿。随着时间的延长脑出血创伤后48h组大鼠脑组织可见片状出血灶，神经元及星形胶质细胞明显肿胀，血管及组织周围间隙增大。脑出血创伤后72h组有片状出血、蛛网膜下腔出血或脑室出血现象，神经元胞质大部分消失，甚至胞膜破裂，细胞呈空泡状，血管及组织周围间隙更加增大，脑组织积血、水肿明显（图2-1）。创伤后各组听力Ⅰ、Ⅲ潜伏期或Ⅰ～Ⅲ波间期及反应阈值较对照组均有不同程度升高和延长。表现多为高频神经性聋或混合性聋，伴高调耳鸣及眩晕、平衡紊乱以及脑脊液循环障碍。主要机制之一是颅脑创伤后渐进性和迟发性的脑水肿、脑积血直接作用于神经细胞引起膜结构，如细胞膜、线粒体膜、溶酶体膜脂质过氧化作用及细胞核中DNA损伤引起的细胞代谢障碍，导致细胞变性、坏死及功能异常等。也可能与颅脑创伤后脑干听觉通路的上段受损及Ⅱ度内耳病变有关。

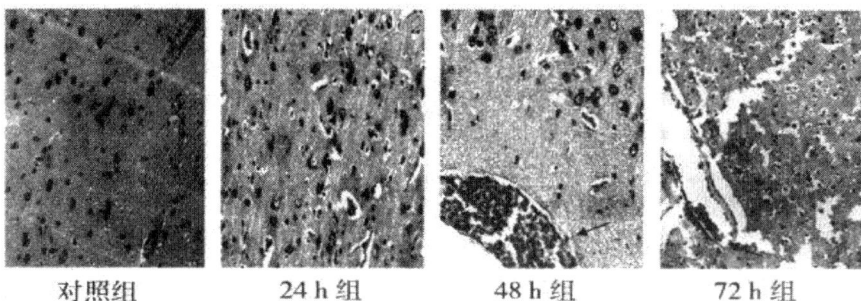

对照组　　24 h 组　　48 h 组　　72 h 组

图2-1　不同时间点重型颅脑损伤变化（HE×400）

注：↑示脑出血水肿区

第三节　胰岛素抵抗与脑血管病

胰岛素（INS）抵抗（IR）是指胰岛素靶组织器官对胰岛素反应性降低、受损或丧失。机体为克服 IR 需要超常剂量的胰岛素才能引起正常反应以代偿糖代谢紊乱。高胰岛素状态又会使胰岛素的生物效应增强，对机体造成损害。因此，在一定程度上高胰岛素血症可作为 IR 的标志。自从 Reaven 首次提出 IR 这一概念以来，有关 IR 的发病机理以及与心脑血管病关系的研究有了很大进展。现认为 IR 是一组以胰岛素抵抗为基础的物质代谢紊乱，包括高胰岛素血症和糖耐量异常、脂质代谢紊乱、肥胖、高血压，被称为"致死四联症"。其中 IR 是这一多重代谢紊乱的中心环节。

一、胰岛素抵抗的机理

（一）胰岛素受体（INSR）异常

胰岛素与细胞膜上的 INSR 结合而产生生理作用，受体的数目与基因突变可导致胰岛素作用降低，使机体产生 IR。

1. 受体前水平 IR

胰岛素系含有 1.5 万个碱基对的蛋白质，基因编码位于 11 号染色体。胰岛素基因突变可引起胰岛素一级结构改变和生物活性降低，造成 IR，糖耐量降低或糖尿病发生。

2. 受体水平 IR

INSR 含有 150 万个碱基对，基因编码位于 19 号染色体，INSR 基因突变可造成 INSR 生物合成减少，INSR 向细胞内表面转运障碍，INSR 降解加速，从而导致细胞表面 INSR 数量减少。另外，基因突变还可以造成 INSR 功能缺陷，即 INSR 与胰岛素亲和力下降和酪氨酸激酶活性降低。临床发现的 A 型胰岛素抵抗、脂质萎缩性糖尿病、黑棘皮病、高雄激素血症及高胰岛素血症等与 INSR 基因突变有关。

3. 受体后水平 IR

胰岛素对葡萄糖（Glu）的生理作用是胰岛素依赖葡萄糖激酶等活化的结果。葡萄糖激酶的结构或功能发生改变将影响肝细胞及 B 细胞对 Glu 的摄取和代谢，使肝脏细胞和 B 细胞对循环 Glu 刺激敏感性下降，胰岛素分泌障碍。成年发病的 II 型糖尿病患者存在葡萄糖激酶基因突变,致使葡萄糖激酶与 ATP 和 Glu 亲和力发生改变。

（二）INSR 抗体

机体自发产生的 INSR 抗体，可能是靶细胞对胰岛素敏感性下降的、最重要的继发性因素。这种抗体与 INSR 结合，从立体结构上抵制胰岛素与受体的亲和，同时可加速 INSR 降解，导致靶细胞的受体后脱敏作用。

（三）其他因素

（1）内分泌激素的影响。糖皮质激素、胰高血糖素、儿茶酚胺及生长激素等均可导致 IR。

（2）肥胖的影响。肥胖者存在明显的 IR，这与 INSR 数目减少、INSR 酪氨酸激酶异常等有关。

（3）年龄的影响。对于葡萄糖耐量随增龄而降低的现象解释尚不一致。应当考虑健康、锻炼、肝体积变化、碳水化合物及单糖吸收缓慢等综合因素对葡萄糖耐量的影响。

二、IR 与脑血管病

脑血管病是多危险因素所致的疾病。心脏病、糖尿病是重要的危险因素。IR 影响脑梗死发病的机制主要有以下五个方面：①糖代谢：IR 使机体对胰岛素敏感性下降导致血糖升高，而高血糖对血管内皮有直接的毒性不良反应。②脂肪代谢：存在 IR 时，脂蛋白脂肪酶（LPL）对胰岛素的调节作用产生抵抗，使 VLDL 合成增多，清除减少，导致高甘油三酯血症，促使胆固醇沉积。③纤溶系统：纤溶酶原激活物抑制物-1（PAI-1）增多是缺血性脑血管病发生的主要病因之一。离体实验发现胰岛素与血浆 PAI-1 浓度增高密切相关。④诱导动脉壁细胞成分的生长与繁殖：胰岛素是一种促生长因子，通过促进有丝分裂可诱导动脉壁细胞成分的生长繁殖，并使平滑肌细胞中胆固醇合成增多。⑤高胰岛素血症可直接兴奋交感神经系统，促进动脉壁脂质沉积，并抑制细脑膜上的 Na^+-K^+-ATPase 的活性，使细胞内 Ca^{2+} 浓度增高，血管收缩。另外，高胰岛素血症还可促使内皮素-1 的合成和分泌增加，有抑制心钠素的作用。内源性内皮素的大量合成是诱发脑血管病和导致脑组织不可逆损伤的重要病理生理因素。

第四节　白细胞与缺血性脑血管病

在血液有形成分中白细胞数量最少，它与红细胞的比例约为 1:100，血液在大血管中流动时白细胞的作用不明显。而在微循环中，白细胞对血流动力学却有明显的影响。

一、缺血性脑血管病时白细胞流变学异常

白细胞在微循环血管中可自发生出伪足，伪足部分的细胞质呈聚合状态，随伪足伸出白细胞可发生变形运动。像红细胞一样，白细胞必须变形后才可通过毛细血管。白细胞的体积是红细胞的 2～3 倍，在正常生理情况下白细胞通过毛细血管时的速度较红细胞慢，大约比它慢 1000 倍。在病理情况下，白细胞数量增加，变形能力下降，黏附性和聚集性升高，使微血管中白细胞堵塞时间延长，甚至因持续堵塞发生微循环障碍，影响侧支循环建立；白细胞活化后释放出自由基、过氧化酶、白三烯、前列腺素等物质，使局部组织缺血和缺氧损伤进一步加重。

二、缺血性脑血管病发生时白细胞聚集

不论在动物实验中还是临床病例观察中，均可看到在缺血性脑血管病发生时，外周血和脑脊液中白细胞数增加以及缺血区和缺血周围区脑组织中白细胞浸润现象。对缺血性脑血管病患者的脑脊液细胞学的研究发现，在发病后脑脊液中多形核白细胞数增加，并在发病后48～72h多形核白细胞在脑脊液中达到高峰；同时发现单核细胞和巨噬细胞在脑脊液中亦增多，并在发病后3～7d达高峰。狒狒大脑中动脉闭塞后3h和再通后1h，缺血区微血管内无论闭塞后还是再通后均可见多形核白细胞和其他白细胞，典型的切片上可见有微血管被单个多形核白细胞完全堵塞，完全堵塞的微血管在恢复灌注后仅有38.5%出现血液。在双侧颈动脉加压的不完全性大脑缺血的动物模型，多形核白细胞在缺血早期即出现聚集，再灌流3h后微循环和脑组织中仍有多形核白细胞的聚集。人多形核白细胞对人α-凝血酶有趋化性，当凝血酶原转化为凝血酶时，多形核白细胞的趋化性则表现出来，当凝血酶产生达到一定水平时即可吸引多形核白细胞在其形成血栓的位置聚集。研究发现缺血性脑血管病发病后2d外周血白细胞数开始增多，至病程第3d达到高峰；脑脊液中白细胞数也相应增加，以病程第3d为最高。急性脑血管病发生时白细胞数增高，并发现白细胞的高聚集性有一定的特异性，对疾病有一定的影响。目前的研究还不能确证缺血性脑血管病发生时白细胞增加是否来源于血管边缘池的白细胞释放，以及白细胞的聚集是否为梗死应激所致。

三、白细胞在缺血性脑血管病中损伤过程的作用

白细胞在缺血性脑血管病的病理作用有以下几方面：①通过阻塞血管或释放血管收缩物质降低脑血流；②通过释放水解酶、脂质化物、自由基等物质加重血-脑屏障和脑实质的损伤；③参与血栓形成。

（一）白细胞对脑血流量的影响

许多实验证明无论在脑血管病发病后 24h 还是 3～4 个月，白细胞滤过性均降低。白细胞表面有层黏蛋白和纤维黏连蛋白的结合位点，缺血性脑血管病发生后，白细胞是通过与层黏蛋白和纤维黏连蛋白结合而使白细胞表面出现异常的黏附性，进而使白细胞滤过性降低和血流减慢。鼠颈动脉注入白细胞激活剂在耗竭白细胞的鼠脑血流量无明显改变，而在未耗竭白细胞的鼠脑血流量却降低，说明在白细胞活化后可释放血管收缩物质导致血管收缩。单核细胞和巨噬细胞在被激活时可合成内皮素-1 和内皮素-3，后者为强烈的血管收缩物质。脑缺血时白细胞被激活后可通过释放血管收缩物质而使血管收缩，脑血流量降低。一氧化氮是一种已知的内源性白细胞黏附性抑制物，在脑缺血时，活化的白细胞可使一氧化氮的产生减少而增加白细胞的黏附性，从而使脑血流量降低。

（二）白细胞对缺血组织的损伤

白细胞在中枢神经系统中的损伤及缺血再灌注损伤中的作用日益受到重视。在缺血性脑血管病发生时，中性粒细胞与层黏蛋白和纤维黏连蛋白结合，使粒细胞黏附性和粘弹性增强，脑微循环血流量降低，同时活化的白细胞可释放出超氧化物、细胞毒素等与局部组织发生反应致局部组织损伤。多形核白细胞在缺血性脑血管病发生时可产生大量弹性蛋白酶，并可迅速与 a-蛋白酶抑制剂结合，导致局部组织的损伤。缺血性脑血管病发生时，白细胞被激活后产生蛋白溶解酶等多种毒性介质，破坏血管壁，激活血小板，引起局部血流缓慢，形成血栓，阻塞血管而增大梗死面积，加重脑组织缺血缺氧。在缺血性脑血管病发生时，白细胞可在毛细血管中与内皮黏附而造成机械梗阻，使红细胞的氧运输功能下降，造成局部组织缺血缺氧加重，增大梗死面积，同时可被激活释放白三烯、前列腺素等物质加重局部组织损伤。狒狒大脑中动脉闭塞后 3h 和再通后 1h，缺血区和缺血周围区毛细血管内白细胞浸润，并认为白细胞在微循环灌注损伤"不再流"现象中有重要的作用。大脑中动脉闭塞患者给予抗中性粒细胞单克隆抗体的研究发现，中性粒细胞在脑缺血再灌注损伤中具有重要的作用。中性粒细胞在脑缺血后脑损伤、脑水肿形成及再灌注损伤中起着重要的作用。缺血性脑血管病发生时，免疫球蛋白家族和选择素家族的黏附分子如 ELAM-1、VCAM-1、ICAM-1 等的表达增多。选择素可在血流状态下介导白细胞和血管内皮的起始黏附，并在白细胞活化后迅速从细胞表面脱落下来；免疫球蛋白家族黏附分子可增强白细胞和血管内皮间黏附作用，并可使白细胞跨内皮转运到周围组织，进而通过这些细胞释放细胞因子等物质而导致组织损伤。

（三）白细胞对神经的损伤作用

白细胞在缺血性脑血管病的神经损伤中起很大的作用。白介素 1（IL-1）是由活化的单核/巨噬细胞产生的，在脑梗时 IL-1 增高，大脑梗死后给予 IL-1 受体拮抗剂，大鼠神经损伤及缺血区白细胞数低于对照组，故认为白细胞对神经损伤是起作用的。减少缺血组织中的白细胞数，对缺血部位有神经保护作用。

（四）白细胞对凝血功能的影响

在缺血性脑血管病中，白细胞对血小板及凝血系统具有双向调节作用。多形核白细胞可释放弹性蛋白酶，使抗凝血机制激活。在发病后 3～4d 多形核白细胞的促凝血活性增强。大多数患者在缺血性脑血管病发生时，白细胞可降低血小板聚集，但少数患者则出现血小板聚集性增强。有报道认为发病后活化白细胞可释放组织蛋白 G、血小板激活因子及氧自由基等物质刺激血小板活化，增加其聚集。有研究表明白细胞可促进血栓形成。虽然研究中发现白细胞数增多和白细胞活化在缺血性脑血管病发生时不是必需因素，但发病时白细胞可跨内皮转运而占领内皮下血管周围的位置，并通过定期释放细胞因子如肿瘤坏死因子-α，使内皮从抗凝状态变为促凝状态，诱导局部血栓形成。活化白细胞释放血小板激活因子等多种生物活性物质而直接参与血栓形成。

缺血性脑血管病患者白细胞黏附性增加而变性降低，通过黏附内皮细胞表面或黏附堆积于毛细血管内而参与血栓形成。

四、白细胞在缺血性脑血管病中的意义

急性缺血性脑血管病发生时外周血白细胞增多是患者近期预后的一个有效的预报因子。实验证明急性缺血性脑血管病急性期白细胞聚集率明显增高，其增加程度与病情有关，且白细胞聚集率与疾病临床症状存在正相关性，急性缺血性脑血管病白细胞增多对患者近期和远期死亡率预报有价值。缺血性脑血管病急性期患者外周血白细胞数增多可预报瘫痪肢肌力近期内恢复不良，且白细胞增多与患者的神经病学症状的严重程度呈正相关。脑血管病患者外周血白细胞数值的多少与脑梗死患者梗死面积之间成正相关性，白细胞数越多，病情越重，预后越差。

第五节　缺血性脑血管病神经机能恢复的机制

缺血性脑卒中是以脑循环血量下降为特征的临床中枢神经系统常见病及多发病，严重威胁着人类的健康。早期的功能恢复主要与闭塞血管的再通、侧支循环的建立、残存神经元功能与神经机能的重组有关。然而卒中后神经机能自发性好转（SNI）是不平行的，步态、平衡和认知功能障碍常可获得较好的恢复，而失语、视野缺损和上肢的瘫痪则恢复较困难。

一、神经机能自发性好转的机制

卒中后 SNI 比较常见，根据发病后时间的长短，各家报道不一。Rothrock 等报道缺血性卒中 1 周内 SNI 平均为 24%，而腔隙性梗死则高达 36%。Toni 等报道缺血性卒中发病后 5h 内入院，前 48h 内 SNI 为 22%（也有报道前 48h 为 29%），指出："在临床实际中可以见到，卒中后数小时至数月，大部分患者可获得部分的自发性好转甚至是完全的自发性恢复。然而，卒中后早期

的 SNI 者，约有 16%又会恶化。主要与大血管的动脉硬化性狭窄和心源性栓子栓塞有关，其原因是再灌注损伤、梗死后出血转型及病灶周边水肿等。而腔隙性病变和血管壁正常者，则可获得持久而稳定的好转。"主要机制有：

（一）闭塞血管的再通及水肿的消退和侧支循环的建立

脑组织对血液供应的要求很高，对缺血、缺氧的耐受性极差，所以要求脑动脉保证每时每刻供应足够量的血液。在正常人中，脑动脉在脑内和颅内、外之间发生多方面的吻合，因而某一条动脉受阻时不一定发生梗死。虽然颅内、外的侧支循环很丰富，但是个体差异很大，一旦出现动脉血管腔阻塞，若侧支循环良好，则神经机能缺损症状很快减轻或消失。脑深部的侧支循环远不如皮质丰富，在临床上，脑 CT 或 MRI 显示脑深部梗死多于皮质也说明这一点。缺血性卒中后早期约 40%是由于侧支循环的建立而产生。超声和血管成像技术已经证实，缺血性卒中后闭塞血管的再通时常发生，因而神经机能得以恢复。脑组织缺血后，在 30min 左右即可出现细胞毒性水肿，继而在 3～5d 出现血管源性水肿，7～10d 后水肿开始消退，2～3 周时水肿消失。临床观察到，随着病灶周边水肿高峰的到来症状明显加重，而随着水肿高峰的消退，神经机能障碍也随之发生明显的好转。

（二）半暗带的逆转和残存神经元功能的发挥

半暗带的演变与神经机能恢复的关系及其影响因素，已成为当前研究的热点之一。绝大多数学者认为半暗带存在于 24h 内，也有的认为时间更短，仅为 3～6h，称为"急性半暗带"；但也有少数学者认为半暗带可持续存在数天、数周、数月或更长，称为"慢性半暗带"。Furlan 等研究认为，半暗带的血流量在 7～17ml/min，这一可逆性的区域大约维持 16h，对神经机能恢复的影响很大。Barber 等对一组 41 例卒中患者没有给予任何治疗干预，分别于平均 9.2h（急性期）、42h（亚急性期）和 150d（慢性期）三个时点，用 SPECT 测量低灌注区的容积变化，61%的患者可获得早期再灌注（即低灌注区的容积缩小），其中92%可以产生稳定的神经机能自发性好转。

（三）神经机能重组

1. 生理学和形态学改变

动物研究发现，沿着梗死灶边缘出现树突、突触和轴索生长相关蛋白水平的增加。PET、MRI均发现卒中后恢复期的病灶周围脑组织及病灶对侧脑组织的代谢率升高。电生理研究显示，随着运动、感觉功能的恢复，在大脑皮质上可发现重新建立起来的新的功能代表区。卒中后偏瘫的恢复，涉及运动区和运动前区的机能重组。在卒中发生后的1周至数周内，卒中病灶对侧相应区域的脑组织出现新生的神经突起和神经突触，而在时间上与运动、感觉功能的恢复相一致。因此，卒中病灶周围的正常脑组织及病灶对侧脑组织的新生神经突起和新的神经突触形成是卒中后神经功能恢复的形态学基础。

2. 神经网络重建

病灶周边区域、对侧相应脑区和远隔部位脑组织发挥代偿功能，应用PET、功能性MRI、经颅刺激和脑电图描记的研究都支持卒中后所发生的这一变化。Seitz等对7例首发卒中患者采用PET检查，以评定卒中后rCBF变化，与此同时，对手指运动速度也进行了评分。结果发现，存在损伤和康复相关两个不同网络，前者与卒中灶大小有关，能反应静息状态下CBF改变；后者反映手指活动时的CBF改变，与卒中后患者初期运动功能评分有关，且这个网络在患者组与正常对照组存在差异。PET图像显示，损伤相关网络与康复相关网络在解剖结构上有重叠；一侧脑梗死后，运动功能的恢复可由病灶远隔部位脑组织功能来代偿。卒中后健侧半球的激活伴随着功能的恢复，这个变化可以持续数月。Marshall等用功能MRI研究发现，反复对指试验（RFTOT）时，正常人显示出预期的对侧感觉运动皮质区、运动前区和辅助运动区的激活，而患者组则出现更加活跃的同侧（病灶对侧）的感觉运动皮质区、后顶区及双侧额前区激活。从早期损伤对侧激活到后来损伤同侧激活这一演变来看，提示在偏瘫恢复期间半球间运动网络的重组是动态的。半球卒中后，作为"侵侧"的病灶同侧肢体常表现机能的异常，如肌力的轻度下降、运动速度的减慢、运动协调的障碍和精细操作的笨拙等,这说明肢体运动功能不仅受对侧半球支配,而且受同侧半球的影响,不过比起患侧的瘫痪来说不明显,因而常被忽略。这种半球对同侧肢体活动的影响,对卒中后机能障碍的恢复可能产生重要影响。

3. 失语的自然恢复

失语症是脑卒中患者的常见症状和后遗症之一,同类型脑卒中后失语症的自然恢复趋势不同。研究发现脑卒中的患者在发病后 1~3 个月内病灶周围的水肿消失以及病灶周围的血液循环的再建立最为明显。而发病后 3~6 个月期间,脑部病变所致的功能障碍主要有赖于同侧或对侧大脑功能代偿和低级功能再形成。所以,语言功能的自然恢复在发病后 0~3 个月内最为明显。发病后 6 个月以后语言功能的自然恢复很少,说明大脑语言中枢在受损较长时间以后其自身能力的发掘与其他区域功能代偿的潜力已经很小了。如果在发病后半年不接受正规语言训练,那么患者的语言水平将基本停滞不前。

二、延迟脑缺血后处理对脑缺血的影响机制

延迟脑缺血后处理是在脑严重缺血后较长的一段时间,通常为几小时至两天,再给予一个非致死性、较短时间的缺血。延迟脑缺血后处理作为缺氧耐受现象的一种,可以显著地减轻缺血再灌注损伤,其内源性保护机制十分复杂,包括兴奋氨基酸的毒性作用、微循环障碍、氧自由基机制等。脑缺血后处理有快速后处理(脑缺血再灌注后30min之内进行的后处理)和延迟后处理(脑缺血再灌注后数小时或数天的后处理)。延迟性缺血后处理的实施措施发生在缺血事件之后,具有可预见性,更具有临床应用及研究价值。

脑内大多数毛细血管表面都被神经星形胶质细胞伸出的突起所包围。神经星形胶质细胞通过突起一方面附着于神经元的胞体和突起,另一方面又附着于毛细血管壁,这一结构特征对于物质在血液和神经元之间的扩散起到"屏障"作用,是血脑屏障的结构基础。同时,血液和神经元之间的物质交换要以神经星形胶质细胞作为中介;微血管的完整性是维持血脑屏障功能的首要条件。因此,在缺血再灌注损伤的条件下,白细胞在黏附因子的作用下通过

毛细血管后应首先进入神经星形胶质细胞，引起神经胶质损伤，进而造成内皮细胞的损伤。

第六节　脑源性神经营养因子与缺血性脑血管病

脑源性神经营养因子（brain derived neuotrophic factor，BDNF）是 1982 年德国神经生物学家 Barde 等从猪脑中分离出来的小分子蛋白质，是神经营养因子家族中最具代表性的成员之一。自 1989 年 cDNA 结构被阐明以后，人们已对 BDNF 在中枢神经系统内的分布、功能进行了广泛大量的研究。表达 BDNF 的基因定位于人类 11 号染色体 1 区 3 带，BDNF 主要由脑组织合成，主要分布于中枢神经系统中，用 BDNFmRNA 分析技术表明，BDNF 在脑中主要分布在海马和皮质，也存在于纹状体、基底前脑、丘脑、脑干和小脑。近来发现周围神经系统也有 BDNF 的合成。BDNF 不仅在中枢神经系统发育过程中对神经元的生存、分化、生长和维持神经元正常的生理功能起关键作用，而且还有抗伤害性刺激，促使神经元损伤后的再生等作用。

一、脑缺血损伤后 BDNF 及其受体的表达变化

缺血性脑损伤时，脑细胞缺血缺氧，细胞通透性发生改变，细胞水肿和酸中毒将使自由基释放增加，使病灶内神经细胞死亡并导致缺血区周围半暗带神经元迟发性死亡。实验证明，脑缺血损伤是伴随着细胞膜 K^+ 的去极化，兴奋性氨基酸和 Ca^{2+} 内流增加，引起细胞应答反应，启动内源性脑源性神经营养因子及其受体的表达，BDNF 的 RNA 上调并与其受体结合，启动细胞内信号传导途径，产生响应的效应分子以维持神经元的存活，阻止损伤的神经元退行性变，促使未受损的神经元通过芽生方式或重建被破坏的神经元回路，减少自由基释放，减轻钙超载和脑水肿，促进神经功能恢复。动物实验已证实 BDNF 及其受体 TrKBmRNA 在脑缺血缺氧后表达显著增加。Kokaia 等发现大脑中动脉阻塞（MCAO）15min 可诱导 BDNFmRNA 表达明显增加，双侧齿状回、海马 CA1、CA3 区均表达增加。再灌注 2h 表达水平最高，24h 恢复

到对照组水平。MCAO2h 也能诱使 TrKBmRNA 在齿状回高表达，Arai 等在一侧 MCAO 动物模型上发现，在同侧脑梗死灶周围的皮层及远离病灶的对侧海马，BDNF 和 TrKBmRNA 表达均增加。Ferrer 等研究表明，前脑暂时性缺血后 95%的 BDNF 和 TrkBmRNA 共同表达在缺血区存活的神经元的时间分布则略有差异。脑缺血损伤后 BDNF 在不同时间、不同部位的表达有明显的不同，并且对脑缺血再灌注损伤神经元具有不同程度的保护作用。老龄大鼠脑缺血再灌注损伤实验显示，额叶 NGF 于再灌注 2d 达高峰，以后迅速消失；缺血15min 额叶即出现中量 NGF 表达，再灌注 9d 时增至大量；缺血再灌注早期丘脑 NGF 表达消失，再灌注 2d 以后 NGF 表达重新出现。再灌注 2d 额叶 BDNF表达大量增加，以后减少或消失；顶叶和海马 BDNF 表达始终无变化；丘脑BDNF 表达只有再灌注 9d 增加。由此可见 BDNF 比 NGF 分布广泛，缺血再灌注早期额叶有 NGF、BDNF 较好的神经元保护机制；丘脑缺乏 NGF 良好的神经元保护机制，但有 BDNF 良好的神经元保护作用。Yang 等发现，BDNF蛋白水平与 mRNA 水平相关，海马 CAI 和 BDNFmRNA 在脑缺血后与假手术组相比明显地升高。单一的 BDNF 不足的小鼠缺血性损伤后，显示出大范围的脑梗塞，提示神经营养因子表达的减少改变了对缺血性损伤的易感性，BDNF 具有抵抗缺血性损伤的性能。采用 Pulsinelli-Brierley 4 血管阻塞法进行改良制作全脑缺血再灌注动物模型，对小脑 NGF、BDNF 的表达进行动态观察，结果显示缺血再灌注损伤时，小脑分子层、颗粒层和髓质出现一过性 NGF表达，而梨状细胞层 NGF 表达呈持续性；小脑分子层和梨状细胞层始终无BDNF 表达，颗粒层的 BDNF 表达量无变化，但髓质 BDNF 表达量出现增加现象。提示小脑对缺血再灌注损伤具有短暂的 NGF 保护作用，分子层和梨状细胞层不存在 BDNF 保护机制，而髓质具有良好的 BDNF 保护机制。

二、BDNF 在脑缺血损伤中的作用及机制

我们研究了脑缺血后 21 天及给予长春西汀后大鼠海马 BDNF 蛋白表达及神经元突触超微病理的影响，发现在大鼠缺血 21 天海马区检测到 BDNF 蛋白表达降低，在脑缺血组大鼠海马区伴随着大量神经元的损伤、死亡的同时，

突触前后膜也受到破坏，突触结构出现不同程度的瓦解，突触小泡数目减少，线粒体变性、消失，突触蛋白电子密度降低。Westemblot 检测与透射电镜检测结果表明，伴随着脑缺血海马区 BDNF 表达水平降低，突触重塑能力也降低。长春西汀能够显著增强突触重塑性，显著提高大鼠海马区 BDNF 的表达水平，从而保护受损神经元，对缺血性脑损伤产生一定的保护作用。其病理生理机制提示脑缺血后，机体会相应出现一系列复杂的变化，对神经元及突触造成损伤。但是与此同时，机体可启动内源性神经保护及修复再生机制来减轻脑组织损害并促进脑组织的修复和再生，但这种自我保护修复能力有限，不足以促进神经功能的完全恢复。在脑缺血再灌注的过程中，海马区易感神经元的死亡可为 BDNF 所抑制。应用长春西汀 21d 后 BDNF 增高，在脑缺血中具有保护神经元、抵抗损伤并在缺血后促进损伤神经元修复的作用。

研究发现缺血后立即侧脑室灌注 BDNF，脑梗死总体积可以减小 33%，皮层梗死体积减小 37%。脑缺血时，BDNF 与其受体结合，产生相应的效应分子对缺血神经元起保护作用。急性脑缺血时，谷氨酸浓度增高至少持续 24h，从而使大量 Ca^{2+} 进入细胞内，破坏了细胞内外的离子平稳，从而引发一系列的变化，导致缺血中心的坏死和半暗带神经元的迟发性死亡。BDNF 还可通过诱导钙结合蛋白的表达而稳定细胞内 Ca^{2+} 浓度。脑缺血急性期凋亡细胞主要出现在半暗带，而脑缺血的迟发性神经元死亡主要是细胞凋亡。研究认为 caspase 家族是凋亡的执行者。BDNF 能通过阻止 caspase 3 的活性而抑制细胞凋亡。BDNF 还可增加超氧化物歧化酶和谷胱甘肽过氧化酶等的含量，使自由基积累减少，减轻自由基损伤。另外，BDNF 抑制脑缺血后一氧化氮合酶的表达，胶质细胞的活性和吞噬细胞的浸润，也减少了自由基的生成，蛋白激酶细胞对神经的兴奋性有调节作用，增强膜离子通道及 ATP 酶活性，增强突触效能，脑缺血后蛋白激酶 C（PKC）活性短暂升高而后又很快下降。PKC 的快速失活是脑缺血的特征。BDNF 可以增强 PKC 的活性而实现脑缺血神经保护。体外实验中预先给予 PKC 抑制剂处理，BDNF 不显示神经保护作用，表明 BDNF 的神经保护作用部分是通过逆转 PKC 活性的丧失来实现的。BDNF 还能促进内皮细胞的分裂与分化，刺激神经血管的生成，最终促进神经功能的恢复。BDNF 作为一种多效能神经营养因子，一方面是外源性给予 BDNF，但侧脑室给药难免造成脑实质的损伤；静脉给药，BDNF 作为一种蛋白质，又难以通过血脑屏障；另一方面是激活内源性 BDNF，但确切的信号传导机制尚不十分清楚，还需大量深入的系统研究。

第七节　血管内皮生长因子及内皮素与脑血管病

血管内皮细胞生长因子（VEGF）又称血管通透因子（VPF）或 VAS（vasculotrooin），是近年来发现的一种高度特异性的促血管内皮细胞生长的重要因子之一。VEGF 介导了许多生理性和病理性的血管生成，在组织血管增生时，其表达也增强。胚胎发育的组织和处于分化状态下的细胞中其表达高于成年和已分化完全的细胞。生理状态下，VEGF 可高水平地表达于胎盘，许多胚胎组织和一些有生理性血管增生的成人正常组织（如增生期子宫内膜）。此外，在动物和成人的正常肾小球细胞、心肌细胞、前列腺上皮、精液及肾上腺皮质和肺的某些上皮细胞也有低水平表达。病理状态下，在愈合中的皮肤伤口、银屑病、迟发性过敏反应、类风湿性关节炎的滑膜层细胞中均有 VEGF 的过度表达。在脑缺血损伤发生后，内皮细胞、神经元、星形胶质细胞以及小胶质细胞均可以分泌 VEGF 蛋白，诱导血管修复及再生过程。

一、VEGF 的生物学功能

（一）VEGF 及其受体的分类

人类 VEGF 基因定位于染色体 6p21.3，为单一基因，全长 14 kb，由 8 个外显子、7 个内显子组成。编码产物为 34~45 kD 的同源二聚体糖蛋白。VEGF 经过转录水平的剪切，可产生 5 种异构体，根据氨基酸的长短依次命名为 VEGF145、VEGF165、VEGF121、VEGF189 和 VEGF206。其中 VEGF121 是一种弱酸性多肽，不与肝素结合；VEGF165 是碱性蛋白，与肝素的亲和力低，二者是以可溶性、自由扩散的形式被分泌的，易于到达靶细胞；而 VEGF145、VEGF165 和 VEGF206 则与肝素具有很高的亲和力，分泌后结合于细胞表面或细胞基质中，属于细胞相关性异构体。

目前发现的 VEGF 受体有 5 种：VEGFR1（Flt1）、VEGFR2（KDR/Klk1）、VEGFR3（Flt4）、NP1 和 NP2。Flt1、KDR、Flt4 均是受体酪氨酸蛋白激酶（receptor tyrcsine kinase，PTK），前两者主要在血管内皮细胞上表达，后者主要存在于淋巴管内皮细胞。NP1 和 NP2 为非酪氨酸蛋白激酶跨膜受体，含有长的胞外段和短的胞内段，不仅在内皮细胞表达，在某些肿瘤细胞内也有表达。VEGF 的主要生物学功能是通过 VEGFR2 实现的。VEGFR2 和 VEGF 结合后发生二聚体化且胞内的酪氨酸残基自身被磷酸化。VEGFR2 已有 6 个自身被磷酸化位点被证实，分别是 Tyr1054、Tyr951、Tyr996、Tyr1059、Tyr1175、Tyr1214。这些位点的大部分功能未明，但已证实 Tyr951 与 src 同源区 2 蛋白（src homology 2，SH2）结合有关，Tyr1175 是磷酸酶 C-y（PLC-y）结合点。

（二）促血管形成作用

VEGF 是内皮细胞选择性有丝分裂原，除能增加内皮细胞胞浆内 Ca^{2+} 的浓度及使微血管（主要是毛细血管后静脉及小静脉）对大分子物质的通透性增高外，尚能从多种途径使内皮细胞形态呈细长状并刺激其复制，刺激葡萄糖转运入内皮细胞，促使内皮细胞、鼠单核细胞和胎牛成骨细胞移位，能改变内皮细胞基因激活的模式，上调纤维蛋白溶解酶原激活剂（包括尿激酶型及组织型）及其抑制剂 PAI-1 的表达，诱导其他内皮细胞蛋白酶，间质胶原酶和组织因子的表达。

在常规培养条件下，胎儿脑血管、胎儿和成人主动脉、脐静脉等不同来源的内皮细胞，VEGF 在极低的浓度（pg 水平）时即可促进内皮细胞的生长。Plate 对脑血管进行研究发现，大鼠一般在出生后 20d 脑血管开始形成，这时 VEGF 表达增加，而在脑缺血、缺氧、肿瘤等病理性血管形成时，VEGF 表达亦增加。VEGF 促血管生成活性是通过多种机制实现的。首先，它通过与内皮细胞膜上的特异性受体结合而实现其生物学功能，这种结合依赖于肝素样分子的存在。通过肝素样分子的调节，VEGF 与 VEGF 受体结合引起受体自身磷酸化，激活丝裂原活化的蛋白激酶，实现 VEGF 的丝裂原特性，诱导内皮细胞的增殖，促进血管形成。VEGF 还能通过提高血浆酶原活化因子和血浆酶原活化因子抑制因子-1 的 mRNA 水平，增强血浆酶原活化因子的活性，促进细胞外蛋白水解，从而促进新生毛细血管的形成。此外，VEGF 通过增加微血管的通透性，使血浆蛋白溢出血管外，导致纤维蛋白在血管外凝结，形成血管生成的临时基质。这种基质一方面促进血管生成，另一方面促使一些间质细胞进一步形成成熟基质，这些均有利于血管的形成。

（三）增加血管的通透性

VEGF 对血管的通透性增加作用非常强烈，是目前发现的最强烈的增加血管通透性的物质之一，其效应比组织胺强 5000 倍，并且这种快速（5min）而短暂（持续 30min）的通透作用不伴肥大细胞的颗粒减少，也不能被抗组胺药物所阻断。VEGF 引起微血管通透性增加，在于激活小血管内皮细胞浆中的一些囊液泡。囊泡液间通过 3 层单位膜相连，血液中大分子物质可通过相互连接的囊液泡进入周围组织间隙。Mayhan 认为 VEGF 引起血脑屏障通透性增加的机制是通过一氧化氮的释放和继发的可溶性鸟苷酸环化酶的活化实现的。肿瘤、迟发性超敏反应、增殖性视网膜病、牛皮癣及类风湿性关节炎的发生均与血管通透性增高有关，VEGF 这一独特效应使它对一些疾病的发生、发展产生不良影响。

二、脑缺血时 VEGF 及其受体的表达

脑缺血后 VEGF 基因表达增加已被近年多项研究证实，但在其表达的时空分布上，各家报道还不尽一致。Hayashi 等用尼龙线栓法制作右侧大脑中动脉（MCA）短暂闭塞模型，在 mRNA 和蛋白水平研究 VEGF 基因表达的时间、空间、细胞分布。在脑缺血时间 1～3h 时不影响 VEGFmRNA 表达的程度和

时程；Western 印迹法表明再灌注 1h 可见分子量为 58KD 和 45KD 两条带，分别对应 VEGF121 和 VEGFl65，再灌注 3h 达高峰，随后衰退。未见 VEGFl89 和 VEGF206 表达，认为可能与大鼠脑内 VEGF189、VEGF206 含量相对稀少有关。免疫组化法表明 MCA 供血区皮质神经元再灌注 1h 表达 VEGF，3h 达高峰，1d 消失。MCA 供血区软膜细胞再灌注 1h 后也表达 VEGF，并持续到 3h～7d。这些结果表明 MCA 短暂闭塞后 VEGF 基因在 mRNA 和蛋白水平均能快速表达。Plate 对大鼠 MCA 闭塞模型研究发现，VEGFmRNA 在缺血周边区于缺血后 3h 开始表达，24h 达高峰，持续至第 7d。VEGF 表达的细胞主要在半暗带区，表达细胞主要为小神经胶质细胞和巨噬细胞，且发现新血管形成后半暗带区神经外胚层细胞的凋亡减少。Lennmyr 等进一步对比了永久性脑缺血与短暂性脑缺血时 VEGF 及其受体的表达情况。作者用免疫组化方法研究了大鼠永久性和短暂性 MCA 闭塞模型中 VEGF 和它的两受体 FLT-1 和 FLK-1 在缺血后第 1d 和第 3d 的分布。短暂和永久性 MCAO 后 1d，双侧均可见 VEGF 免疫反应，特别是神经元和血管；到第 3d，免疫反应主要限于受损侧，且以梗死周边区最为明显，永久性 MCAO 组 VEGF 免疫反应性较短暂性 MCAO 组明显。FLT-1 在两种模型的神经元、神经胶质和内皮细胞均有反应。FLK-1 主要在胶质细胞，在内皮细胞只有某种程度的反应。说明 VEGF 及其受体在永久性及短暂性脑缺血后均有早期上调。而短暂性脑缺血倾向于 VEGF 蛋白的快速诱导，永久性脑缺血显示了 VEGF 较迟的表达。Lee 等在双血管闭塞前脑缺血模型中，采用 Northern 印迹法表明，海马区 VEGFmRNA 在缺血再灌注后 12h 开始增加，在 1d 时达高峰，然后下降。总之，不同类型的脑缺血损害诱导的 VEGF 表达分布不同，然而脑缺血诱导了 VEGF 基因的表达变化是勿容置疑的。

三、卵巢切除后脑缺血 VEGF 表达

我们研究采用雌性去势脑缺血（BCCAO）模型，模拟了因动脉粥样硬化、动脉管腔狭窄等引起的慢性脑低灌注，且这种低灌注状态可以维持数周其至术后 3 个月，进而对大鼠的学习及认知功能造成损害，促进血管性痴呆的发

展。实验诱导早期及晚期脑微血管的损伤，发现脑缺血 VEGF 表达降低，大脑长期处于缺血缺氧状态，可造成进行性智能及认知功能障碍，可进一步加重脑损害。

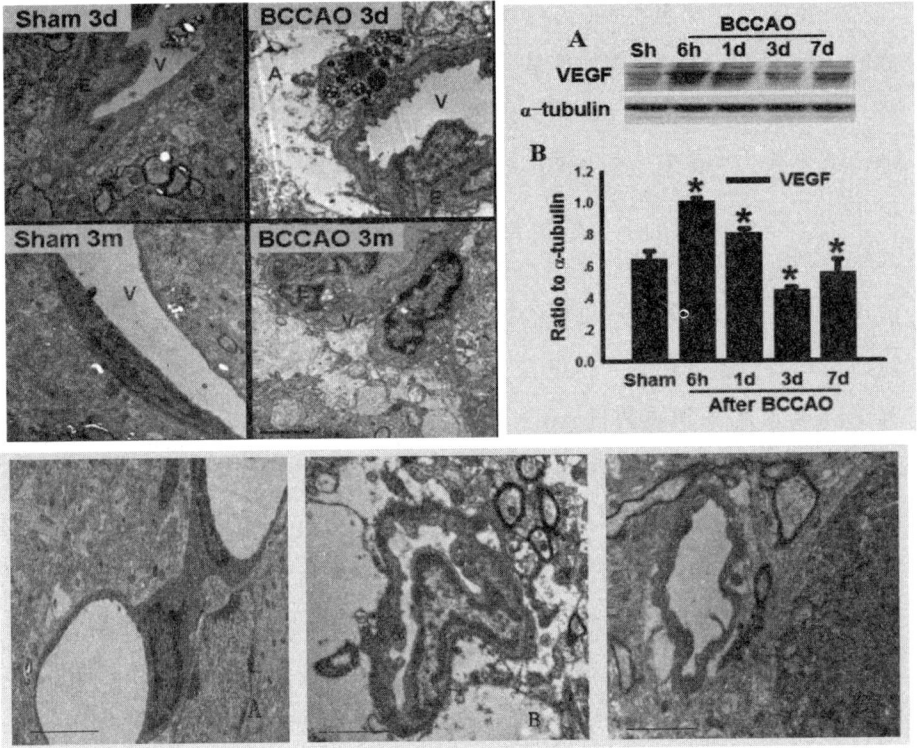

图 2-2　卵巢切除后脑缺血胶质细胞及血管透射电镜超微结构变化（左上和下）和海马 CA1 区 VEGF 表达（右上）

研究通过 Westernblot 显示，发现海马 CA1 区 VEGF 的表达于 BCCAO 后 6h，1d 显著增高，此后显著降低，于 3d 达最低，7d 有所升高；另外，BCCAO 后 3m VEGF 蛋白表达较 sham 3m 组显著降低（P＜0.05）（图 2-2）。BCCAO 后微血管渗漏的影响。大脑皮质 sham（3d/3m）和雌激素处理组 IgG 染色基本限制于血管腔内，而 BCCAO 后 3d 和 3m 组 IgG 大量渗出，在血管周围形成明显的棕褐色晕圈；在海马 CA1 区，BCCAO 后 3d 组血管周围可见明显的 IgG 阳性染色，而 BCCAO 后 3m 组血管周围 IgG 阳性染色较 BCCAO 3d 显著减少。缺血后海马 CA1 区血管的超微结构发现，sham 3d 组血管周围无水肿，血管壁光滑，基膜完整；BCCAO 3d 组血管周围严重水肿，血管壁薄，基底膜溶解、缺损，可见内皮细胞并列排列，血管外星形胶质细胞形态肥大，线粒体嵴断裂，并可见较多的溶酶体。Sham 3m 除轻度基底膜溶解、缺损外，未见血管异常；而 BCCAO 3m 组血管周围水肿虽然有所改善，但血管管腔扩张，内皮细胞染色质边集、核固缩，并可见血管外线粒体嵴的断裂（图 2-2）。

我们发现 VEGF 的表达在慢性大脑低灌注后早期反应性增加，可能是局部组织代谢以及功能恢复所必须，因此 VEGF 的这种反应性增加可能能够促进新生血管的生成，是一种伤害刺激下的代偿反应。课题组以往的研究也证明雌激素可以有效改善脉络丛的结构，保护血脑屏障（Blood-brain barrier，BBB）结构及功能的完整性，长期给予生理剂量雌激素能够有效降低全脑缺血诱导的神经元损伤及认知功能障碍。IgG 是一种内源性的血清蛋白。正常生理情况下，血清蛋白不能够透过血脑屏障，当脑组织中有外渗的血清蛋白存在时，即说明 BBB 损伤，其通透性增加，并且 IgG 在脑组织的异常积聚会进一步引发中枢神经系统的损伤。脑微血管由单层的内皮细胞与基底膜所组成，与紧密连接和完整的基底膜共同构成微血管的通透屏障。其结构及功能的完整性对维持大脑内环境稳态至关重要，且其对内环境改变的反应十分敏感。透射电镜结果发现 BCCAO 早期，大脑微血管周围严重水肿，而长期慢性大脑低灌注组血管内皮细胞出现轻度的凋亡现象，可见持续的慢性低灌注状态可引起持续的损害，持续生理剂量雌激素替代治疗组脑微血管超微结构完整。该结果证明慢性低灌注早期即可引起大脑微血管的损伤，而雌激素可显著有效保护大脑微血管的结构完整性。随着脑慢性低灌注的进展（BCCAO 3d，BCCAO 3m）VEGF 蛋白表达始终保持在较低水平，而持续生理剂量 E2 处理能够显著上调 VEGF 的表达，因此我们推断这可能是长期生理剂量 17-β-雌二醇替代治疗对慢性低灌注状态下大脑微血管保护作用的机制之一。

四、内皮素（ET）与脑血管病

ET 作为一种生长因子、激素调节肽、神经肽，在心脑血管类疾病的发病过程中，有着重要的病理生理作用。ET-1（内皮素-1）是迄今所发现的最强烈的缩血管因子,具有多种病理生理活性,近年来 ET-1 与脑梗塞的关系逐渐受到重视。

（一）ET 的分布及其受体

在脑内,ET 主要集中于下丘脑、纹状体、大脑皮质和侧脑室中。在脊髓,主要分布于运动神经元、背角神经元及背根神经节中。中枢神经系统具有自身合成和释放 ET 的能力,它不仅是血管内皮细胞产生的一种激素,也是一种新的神经介质。人和大鼠脑内存在着 ET 受体。在人类,以小脑、海马区域的 ET 受体密度最高,其次为皮质、尾状核及脑室周围结构。动物实验证实,大鼠的小脑颗粒层、脉络丛、松果体、顶盖前核、橄榄体、海马和外侧膝状体等均有 ET 受体存在,且以小脑颗粒层和脉络丛的密度最高。ET 与其特异性受体结合后,可能通过腺苷酸环化酶和磷酸肌醇系统,激活细胞膜上的钙通道,增加细胞的游离钙离子浓度而发挥其效应。

（二）ET 与脑缺血

1. 正常情况下,ET 可被内皮细胞降解,其血浆浓度仅为 pg 水平。同时,内皮细胞还可分泌一种血管舒张物质一氧化氮（NO）以拮抗 ET 的缩血管效应,共同调节血管紧张度。内皮细胞间的紧密连接可阻止 ET 从管腔内漏出,并作用于血管的基质膜上。机体的自身调节机制可以维持 ET 的基础和（或）适应于生理水平的合成与释放,参与内环境稳态的调节。在疾病状态下,环境理化因素、内源性和外源性生物活性物质等使内皮细胞受到强烈刺激,从而导致 ET 异常表达和释放增加。Barone 等研究表明:永久阻断大鼠一侧大脑中动脉（MCA）后 24h,缺血皮质的免疫反应性 ET 水平明显升高,超出非缺血皮质的 100%;MCA 阻断 80min 再灌注 24h 后,缺血区 ET 水平增加 78%;在两血管阻断（2VO）配合低血压的双侧前脑缺血模型中,采用微透析法收集到的双侧纹状体细胞外液中的 ET 水平分别高出基础水平的 82% 和 79%。Bian 等报道兔局灶性脑缺血急性期缺血区脑组织 ET 含量明显增加,且随时相而递增。Yamashita 等运用免疫组化技术证实:阻断自发性高血压大鼠（SHRsP）

双侧颈总动脉 10min 再灌注 4d 后,海马 CA1 亚区锥体细胞层神经元发生变性,第 7d 时更加明显;与神经元变性相一致,在 CA1 亚区锥体细胞层、分子层及 CA4 亚区的星形胶质细胞中呈现显著的 ET1 和 ET3 样免疫反应。Jiang 等在尸解研究中发现,死亡患者梗死灶周围的反应性星形细胞中存在显著的 ET-1 样免疫反应。ET 在脑缺血后合成、释放增加,并可能参与了脑血管功能的紊乱及缺血性神经组织损伤。

2. 血浆 ET 水平增高可能与以下几个方面的原因有关:①脑缺血后躯体应激反应使全身血管系统内皮细胞产生 ET 非特异性增加;②构成血脑屏障的脑微血管内皮细胞间的紧密连接受到破坏,使脑组织 ET 漏入血管内;③梗死区内受损的脑微血管内皮、神经元及胶质细胞中的 ET 合成与溢出增加;④缺氧刺激了 ET 的合成;⑤局部灌注压降低使内皮细胞所受切应力减小,内皮细胞产生 ET 增多;⑥局部凝血酶增加促进了 ET 的合成与释放。现已证实,内皮细胞和血管平滑肌细胞表面的 ET 浓度比血流中的要高。因此,推测外周血中的 ET 增加,可能反映了缺血区局部 ET 浓度更高。大量动物实验及临床研究表明,脑缺血急性期的血浆 ET 浓度与梗死灶大小、脑水肿程度或临床症状的轻重程度相一致。

3. ET 是迄今发现作用最强的缩血管物质,局部 ET 浓度的升高可使缺血区及周围正常区侧支血管产生强烈而持久的收缩,从而加重缺血中心区和缺血半暗带的缺血及组织损伤,并互为因果,形成恶性循环。同时,内皮细胞损伤后,它对 ET 的降解能力和拮抗机制被破坏,且血管对 ET 收缩作用的敏感性亦增强,这些都使得 ET 的作用进一步增强。此外,ET 还可通过直接损伤神经元及胶质细胞来参与脑梗死的形成和发展。目前认为,钙离子内流是神经细胞死亡的最终途径。体外实验证实,ET-1 和 ET-3 可增加神经细胞内的钙离子浓度。同时,ET 可刺激兴奋性氨基酸的释放,后者与其受体结合后也使钙离子内流增加。ET 促进自由基产生和缺血性脑水肿形成的作用。ET 可通过激惹 NO 的释放而间接发挥神经毒性损害作用。但是,另有一些实验研究结果表明,在不同的脑缺血过程中,ET 的调节作用可能不尽相同,将 ET-1 微量注射到大鼠一侧 MCA 的表面,可使局部脑血流量(rCBF)明显减少,且呈量效依赖关系,同时产生剂量依赖性的缺血性损害,表明 ET-1 可使 rCBF 降至病理性低水平。

第八节　雌激素与脑血管病

雌激素分布于身体内的多个器官组织中，调节着机体内环境的稳定，调节生长发育、生殖等重要的人体生理功能。在中枢神经系统中雌激素可以通过血脑屏障集于脑组织中的不同部位，作为中枢神经递质之一，发挥神经系统保护作用和增强认知功能等。在临床疾病的治疗中，雌激素可以降低或延缓神经变性疾病，如延迟阿尔兹海默病、帕金森病以及脑缺血、脑中风等疾病的发病率或改善其预后，但其确切机制还不明确。近年来，研究者发现雌激素除了核受体以外，胞膜上也存在雌激素受体，核受体 ER-α 和 ER-β、G 蛋白偶联受体家族的 GPR30 和 GAq-ER 等，这些受体对雌激素反应途径具有重要的调节作用，影响着神经系统的各种功能。

一、雌激素的分布及作用

雌激素主要源于卵巢和肾上腺皮质，血液中的雌激素约 5% 处于游离状态，具有生物活性，但大部分雌激素能够与特异蛋白结合，共同调节机体各种生理机能及新陈代谢过程。机体内的雌激素主要有 17β-雌二醇（E2）、雌三醇、雌酮三种，其中雌二醇作用最强，雌三醇仅有部分作用。脑内雌激素由中枢神经系统和外周神经系统的神经元和胶质细胞合成，部分雌激素能透过血脑屏障，并聚集在脑组织的不同部位，如皮质及海马区、下丘脑等；也能以睾酮甚至胆固醇等为原料，在脑局部原位合成雌激素。神经组织中的雌激素作为一种神经营养因子，生理剂量的雌激素能诱导突触形成，能促进星状胶质细胞发育，调节 N-甲基-D-天冬氨酸（NMDA）受体、r-氨基丁酸等受体的表达。还可通过神经营养因子之间的相互对话和信号转导途径，激活大脑神经信号通路，抑制细胞膜磷脂的过度氧化和氧化应激所引起的神经元变性，抑制神经元的凋亡。临床研究表明，雌激素能通过神经内分泌的的反馈作用调节内环境稳定，能够改善神经传递和认知的功能，改善缺血区神经元的能量代谢和蛋白合成。促进脑内神经细胞轴突和树突的生长，建立和维持突触的功能。血清雌激素可以提高女性认知功能及记忆能力。绝经后女性卵巢雌二醇分泌量很少，临床上使用雌激素替代疗法可以明显缓解绝经期症状，降低脑缺血性疾病的发作。在中枢神经系统疾病中，雌激素通过不同途径抑制钙通道的开放及细胞骨架的破坏，还可以增加脑组织中小胶质细胞对β-淀粉样蛋白的清除，保护纹状体多巴胺能神经元，抑制氧化应激及兴奋性氨基酸等引起的毒性。

二、雌激素核受体 ER-α 和 ER-β

中枢神经系统雌激素可以调节神经营养因子及其受体的表达。不仅直接作用于神经元发挥保护作用，还可通过经典的受体依赖机制介导，经过扩散进入细胞或通过细胞内原位合成，与核内的 ER 结合，还可依非受体的依赖机制作用于脑组织中的血管内皮细胞、星形胶质细胞及小胶质细胞，间接发挥神经保护作用。经典的核受体有 ER-α 和 ER-β，它们主要位于细胞核内，但也有少部分位于细胞膜或胞浆的膜性结构，如海马锥体细胞的胞膜等。两种受体发挥作用的方式为雌激素与雌激素受体在细胞核结合形成二聚体，再结合位于目标基因启动子的雌激素反应元件，主要通过此经典途径发挥调节作用。在观察核受体 ER-α 时发现，在大鼠海马区神经元内，ER-α 除了分布于细胞核和胞浆及胞膜、突触后膜的致密部，还有无髓鞘的轴突及轴突末端也存在 ER-α，进一步定位发现约有 25% 的 ER-α 在神经元的树突脊，与多聚核糖体等相关联，提示雌激素通过膜受体快速激活细胞内信号转导途径，ER-α 可能与原位蛋白的合成、突触形成、钙离子浓度调节有关。在体外试验中用 GFP 标记的人 ER-α 转染的大鼠脑皮质神经元中发现，ER-α 定位于皮质神经元的棘突上，而胞膜上 ER-α 并非核内受体转位至胞膜而是由核内直接合成。在大鼠海马区，ER-β 同 ER-α 一样均位于胞核和胞质以及树突脊、轴突以及轴突末端，核雌激素受体是调节雌激素复合物功能的转录因子，ER-β 可能也参与调节中枢神经中雌激素快速信号通路。研究发现，雌激素通过雌激素合成酶及雌激素 ER-β 受体对早期神经干细胞及其分化后的细胞具有调节作用。

雌激素可以通过 ER 介导核转录结合的特殊效应原件和目的基因的表达进行调控转录过程。根据雌性小鼠神经内分泌以及生殖功能的特点，研究者利用 ER-α 基因突变小鼠进行研究，使这种小鼠在 ER-α 无效环境下进行繁殖，发现该小鼠有自发排卵，但发情周期以及性激素的正反馈作用均消失，雌激素的快速调节作用是通过与细胞膜 ER-α 结合而产生；提示雌激素非基因途径对于神经内分泌的负反馈调节起一定的作用，调控细胞的生理功能。各种雌激素受体功能各异，研究发现敲除 ER-α 基因导致不育，蛋白激酶活性降低，而敲除 ER-β 基因导致生育低下，影响学习和记忆行为、长时程增强效应（LTP）及突触强度。因此通过基因突变鼠的研究，为了解雌激素在中枢神经系统中的生理病理作用及其机制提供了重要的证据。

三、雌激素膜受体 GPR30

对于膜性雌激素受体，GPR30 是一种具有七次穿膜结构的 G-蛋白偶联受体，是介导非经典途径的膜雌激素受体之一。不同的文献报道它位于细胞膜、内质网、线粒体及高尔基复合体等，在雌激素信号通路中发挥作用。在内质网中的主要功能涉及碳水化合物的加工，二硫键的转换以及蛋白水解过程。在细胞的生长调节、增殖和凋亡中发挥一定作用。研究者用电镜免疫标记观察 GPR30 分布于神经元的细胞膜和内质网。Pedram 等在 SKBR3 乳腺癌细胞中敲除 GPR30 基因，发现 GPR30 不影响雌激素信号通路对 ERK、cAMP、PI3、钙离子的调节，但 ER-α 基因敲除后，上述作用均被抑制。GPR30 通过酶和细胞膜离子通道相关的膜雌激素受体激活信号途径，在培养的下丘脑神经元中发现，适当加入 GPR30 的选择性抑制剂 G-1，能增加细胞内钙离子的浓度。经典的膜受体 ER-α 或 ER-β 可能通过某种机制与受体 GPR30 一起协同调节雌激素快速信号通路，调节神经内分泌过程和能量代谢。雌激素通过 GPR30 介导的非基因组效应，促进活化蛋白激酶通路，保护神经元，抑制细胞凋亡具有一定意义。

四、雌激素及受体对谷氨酸导致的神经细胞损伤保护作用

谷氨酸是脑内含量最丰富的兴奋性神经递质，但过多谷氨酸受体的激活会产生兴奋性毒性，导致中枢神经系统神经细胞的凋亡和坏死。多项研究发现，雌激素可通过调控 L 型钙离子通道、抑制钙内流，增加线粒体内钙离子螯合，增

强 Bcl-2 等表达，减轻谷氨酸毒性诱导的细胞死亡，抑制 NMDA 受体及受体介导的动作电位，对抗兴奋性氨基酸毒性。小鼠脑缺血后处理神经细胞死亡速度下降，推测谷氨酸的表达上调可能对小鼠脑缺血后的神经细胞起着重要保护作用。研究发现雌激素刺激海马神经元培养细胞的谷氨酸盐性突触蛋白的形成，主要是通过 ER-α 依赖性机制介导进行的。谷氨酸诱导的神经损伤模型，在雌、雄小鼠神经细胞的培养物中均可检测到 ER-α 和 ER-β 的表达，对雌鼠用雌激素进行预处理 24h 实验后发现，对雌鼠神经细胞谷氨酸毒性损伤有一定的保护作用，而运用 ER-α 激动剂后发现，ER-α 对雌鼠皮质神经保护发挥了重要的作用，而 ER-α 激动剂对雌、雄鼠神经细胞都只有较小程度的保护作用，这提示培养物中 ER-α 和 ER-β 的表达与雌激素对谷氨酸诱导神经细胞损伤的保护作用之间有密切关系。

五、雌激素对脑缺血再灌注损伤的作用

脑缺血再灌注损伤时，线粒体功能紊乱，线粒体内钙离子外流。雌激素可促进线粒体 ATP 合成，抑制线粒体调亡因子，减少 ROS 生成、抗氧化和调节线粒体的稳态，减轻脑缺血再灌注损伤。雌激素及其衍生物作为体内氧自由基的清道夫，在神经保护中发挥着一定作用。雌激素预处理显著减少大脑皮层和海马 CA1 区氧自由基，摘除双侧卵巢后 SD 大鼠，应用外源性雌二醇治疗 4 周后免疫组织化学超敏 SP 法检测大脑皮质和海马中 Bcl-2 和 Bax 蛋白表达的变化，表明雌激素能够不同程度地上调大脑皮质和海马中 Bcl-2 蛋白的表达，下调 Bax 蛋白的表达，从而对大脑皮质及海马神经元具有保护作用。在对血管性痴呆雄性大鼠腹腔注射雌二醇 30 次，应用 Y 型迷宫试验检测大鼠学习记忆能力，雌激素组认知能力改善。大量研究表明，在脑缺血再灌注损伤时，钙离子超载是导致细胞死亡的共同通路，因此降低胞内钙离子浓度作为脑缺血神经保护的关键环节有重要的意义。雌激素可以减少环氧合酶-2 的生成，抑制小胶质细胞向炎症区的迁移。在永久性 MCAO 模型中，发现雌激素降低缺血区和血清 IL-6 水平，在卵巢切除后立即予雌激素治疗，降低了缺血中心区和周围区的促炎症因子；而在卵巢切除后 10 周及 5 个月后运用雌激素治疗，促炎症因子的表达反而增加，这说明长时间缺乏雌激素，丧失了神经保护和抗炎作用。有报道给予生理剂量雌激素长期治疗，可减轻雄性大鼠、

沙土鼠、去卵巢大鼠的脑缺血后海马区神经元损伤,但长期缺乏后再补充高浓度雌激素反而加重脑损伤。雌激素对缺血后神经元及内皮细胞均有保护作用。

雌激素作为机体自身合成分泌的一种激素,它的作用除了生殖功能外,在中枢系统中影响神经的结构和功能,影响行为认知能力,减轻脑缺血性损伤,是一种重要的信号调节分子。近来研究表明雌激素可以降低或延缓神经变性疾病,可通过减少氧自由基生成、抑制钙离子内流、抑制炎症反应等机制保护神经细胞。对于谷氨酸导致的神经细胞损伤及脑缺血再灌注损伤有一定的保护作用,还可降低老年性痴呆的发病率。然而对于雌激素替代治疗争议很多,虽然运用 ER-α 和 ER-β 基因敲除动物模型,可以明确经典受体对快速通路的调节作用,但在不同脑区膜受体表达也有一定差异,快速通路的生理意义、生理机制也各不相同,膜受体调节雌激素快速通路的具体机制还不十分清楚。所以应进一步了解雌激素及其受体在中枢神经系统的作用,从而更好地为雌激素反应性疾病的基础和临床研究以及雌激素药物开发提供有利的理论依据。

六、痴呆与循环雌激素的关系

循环雌激素水平对维持中枢神经系统稳态具有重要作用。我们研究发现采用雌性去势脑缺血大鼠,在大脑慢性低灌注早期及晚期均有脑微血管的损伤及脑组织神经元超微结构变化、血脑屏障的损伤变化,应用一定生理剂量雌激素替代治疗后脑缺血症状改善。透射电子显微镜超微结构显示,脑缺血 3d 组血管周围严重水肿,血管壁薄,基底膜溶解、缺损,可见内皮细胞并列排列,血管外星形胶质细胞形态肥大,线粒体嵴断裂,并可见较多的溶酶体。缺血 3m 组血管周围水肿虽然有所改善,但血管管腔扩张,内皮细胞染色

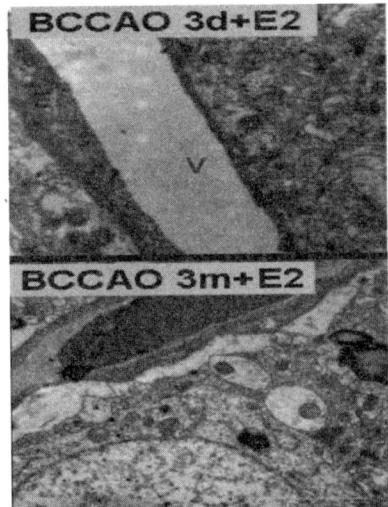

图 2-3 生理剂量雌激素替代对脑缺血后海马 CA1 区血管超微结构影响

体边集、核固缩，并可见血管外线粒体嵴的断裂（图2-3）。连续雌激素处理组（不管是短期3d还是长期3m）血管周围水肿消失，基底膜及内皮细胞超微结构完整，逆转了脑缺血导致的脑微血管损伤。我们推断这可能是长期生理剂量17-β-雌二醇替代治疗对慢性低灌注状态下大脑微血管保护作用的机制之一。

第三章　脑供血的解剖基础

第一节　动脉系统

　　脑动脉系统分为两组，即颈动脉系统和椎-基底动脉系统。所有的脑血液均通过这两大系统供应。颈动脉系统分为颈外动脉系统和颈内动脉系统。颈外动脉系统供应颅骨外的前 3/4 组织。颈内动脉系统供应全部的额叶和顶叶、颞叶的前大部分、基底节、丘脑前小部分、丘脑下部的大部分及眼球。椎-基底动脉系统供应全部的枕叶、额叶的后小部分、丘脑后大部分、丘脑下部的小部分、脑干、小脑及脊髓上部分。

　　脑动脉与躯体动脉有较大的差别，这是因为其发育、形态、行走、分布等有以下特点：①颅内动脉没有同名静脉伴随行走。②入颅内的动脉行走弯曲，且无规律。③颈内动脉系统和基底动脉系统在颅底借助脑底动脉环（Willis环）发生大吻合，在脑内的动脉末端之间有吻合支，颈内动脉与颈外动脉在蛛网膜下腔、颅底和眼眶有许多吻合支。④脑动脉经常垂直发出分支入脑内。⑤脑表面的动脉有 2/3 的周壁没有组织支撑，即直接处于蛛网膜下腔中。⑥脑动脉壁较薄，管壁结构有其特殊性。⑦脑动脉先天变异和发育异常的出现率较高。

　　不论是颈内动脉还是椎-基底动脉系统，它们发出供应全脑血液循环的动脉均可分为 3 种类型。

　　（1）旁正中动脉。又称中央穿支，是从脑底动脉环和椎-基底动脉的内侧发出的短而细的小动脉，并在正中线的两侧垂直地穿入脑实质，供应中线附近的脑组织。这些动脉之间一般不发生吻合。

　　（2）短旋动脉。又称外侧穿支，是大脑前、中、后动脉，及其与脑底动脉环连接处和椎-基底动脉发出的动脉，它们行程一段后才穿入脑实质供应长旋动脉与旁正中动脉供应营养范围之间的脑组织。这些动脉之间一般不发生吻合。

（3）长旋动脉。是颈内动脉和椎-基底动脉发出的长而粗的较大动脉，由脑的腹侧面绕至内侧面或至背外侧面，行程较长一段距离后到达大脑或小脑表面，形成软膜动脉吻合网并发出分支穿入脑实质。在行程途中，其还发出分支穿入相应部位的脑组织。它们供应大、小脑的皮质及皮质下组织和脑干背部。这些长旋动脉均有各自的名称，如大脑前动脉、大脑中动脉、大脑后动脉、小脑上动脉、小脑前下动脉、小脑后下动脉等，它们之间发生吻合。

一、颈动脉系统

颈动脉系统包括颈总动脉、颈外动脉和颈内动脉及其分支。其所供的血液占整个脑血液的 2/3，且均在幕上的大脑半球的前 3/4 和眼球。

（一）颈总动脉

右侧颈总动脉自头臂动脉分出，左侧颈总动脉直接从主动脉弓分出。它们与颈静脉和迷走神经在颈血管神经鞘内沿着气管两旁在胸锁乳突肌后内侧向上行走。颈总动脉位于颈内静脉和迷走神经的后内侧面。颈总动脉在平舌骨大角处，或甲状软骨上缘，或第四颈椎椎体水平处分为颈内动脉和颈外动脉。在颈总动脉分叉处有以下特点：①颈总动脉分叉的水平在个体上有明显差异；②颈总动脉分叉处膨大的部位为颈动脉窦，其受刺激时出现反射性心率减慢和血压下降；③颈总动脉分叉的后方有一小的扁平体系——棕褐色的颈动脉球，长约 5mm，宽约 2mm，球内有交感神经颈上节的 2～3 条分支和舌咽神经的分支分布，受刺激时反射性地影响心跳、血管和呼吸活动。

（二）颈外动脉

自颈总动脉分出后，位于颈内动脉的前内侧，在颈动脉三角内上升至下颌下区，进入腮腺，分为上颌动脉和颞浅动脉两支。两侧颈外动脉之间有丰富的吻合，因此阻断一侧的颈外动脉，不会导致缺血性坏死。在颈外动脉发出的分支中，有的在临床中具有非常重要的意义。

（三）颈内动脉

颈内动脉在颈部相当于舌骨大角处从颈总动脉分出，上行直达颅底，进入颞骨岩部的颈动脉管，在管内由垂直方向转为水平方向，最后经破裂孔入颅。颈内动脉的直径约 0.5cm，在入颅前无任何分支，但在上行边经咽侧壁处，可通过扁桃体后方直接触及其明显搏动。

入颅后的颈内动脉沿蝶鞍外侧的颈动脉沟通过海绵窦。在海绵窦内，颈内动脉平蝶鞍底部自后向前行走，并渐向外侧到前床突下方后又向上，至前床突尖端内侧出海绵窦，入蛛网膜下腔。在蛛网膜下腔，颈内动脉又向前凸曲，其弯曲的上部向后，至后床突上方后，又转向上外侧达脑的底面，最后分为大脑前动脉和大脑中动脉两终支。

由于颈内动脉在颅底的弯曲行走，依其行程可分为以下 4 段：①在颞骨岩部的颈动脉管者为岩骨段；②在海绵窦内行走者为海绵窦段；③平前床突尖端内侧以上至出硬脑膜之前者为床突上段；④出硬脑膜后，处在蛛网膜下腔者为终末段或称脑底段。床突上段和海绵窦段又合称虹吸部（siphon），前者为虹吸部的上半部，后者为下半部，两者之间的移行部分称为颈动脉的虹吸弯。虹吸弯在正常情况下可呈"U""C""V"或"S"形等不同形状。颈内动脉在颅内行程有 3 个曲折段，即第一个弯曲在颈动脉管处，第二个弯曲系岩骨段进入海绵窦时，第三个弯曲为虹吸弯。这些曲折主要是因为颈内动脉在发育时，颅底发育快于动脉所致，此处曲折也恰好能有利于缓解该动脉离心脏较近产生的高压作用。

二、椎-基底动脉系统

两侧椎动脉均分别起自于双侧锁骨下动脉根部上后方，向上进入第 6 颈椎至第 1 颈椎的横突孔，上行至第 1 颈椎即环椎横突孔时穿出，而后穿过环枕后膜和硬脑膜，经枕骨大孔入颅。至脑桥下缘时，两侧椎动脉汇合成基底动脉。椎动脉和基底动脉及它们的分支通常称为椎-基底动脉系统。椎-基底动脉系统主要供应脑干、小脑、枕叶和颞叶后下部。因为该动脉系统供应人脑最重要的脑干生命中枢，两条椎动脉向远端行程中汇合成一条大的基底动脉，这在人体内是唯一而独特的。

（一）椎动脉

椎动脉系指从锁骨下动脉发出后，至汇合成基底动脉之前的动脉段，其全程分为4段，除第四段在颅内，前三段均位于颅外。

1. 第一段　自锁骨下动脉起始端至进入第6颈椎横突孔以前的椎动脉段，其位于前斜角肌与颈长肌之间上行。该段椎动脉前方为颈总动脉和甲状腺下动脉，左侧椎动脉前方还有胸导管；其后方为第7颈椎横突、颈下神经节及第7、8对颈神经前支。部分变异者的椎动脉也可由第5或第7颈椎进入横突孔。

椎动脉起始变异时可发自于主动脉弓、颈总动脉、颈内动脉、颈外动脉、颈间动脉或甲状腺下动脉等。椎动脉的口径和数目也有变异，如双侧椎动脉不等粗占多数，有时一侧椎动脉极细或甚至缺如。锁骨下动脉发生动脉粥样硬化、先天变异或脉管炎以致本身出现狭窄或闭塞时，可出现盗血综合症。

2. 第二段　为行于第6至第1颈椎的横突孔及其周围韧带形成的骨隧道中的椎动脉段，其周围被致密的交感神经丛和椎旁静脉所环绕。此段的椎动脉在每个颈椎平面均发出一些分支供应以下组织结构：某些细支供应相应的颈椎体及关节和颈神经；较粗的肌支经椎间孔穿出供应颈后肌群；还有的分支进入椎管内供应脊髓，其中在第5颈椎水平发出一条较粗动脉进入椎管，与脊髓前动脉相吻合，是该段脊髓主要侧支循环的来源之一。

3. 第三段　系环椎横突孔穿出至穿入环枕后膜之前的椎动脉段。此段动脉先在环椎外侧弯曲向后，位于第1对颈神经的前支外侧；再经环椎后弓上的椎动脉沟，抵环枕后膜下方。此段动脉正好位于枕下三角处，其外为头半棘肌。该段动脉形成一个与颈内动脉相似的虹吸状弯曲，其有分支与颈外动脉枕支相吻合。

4. 第四段　系穿入环枕后膜，经枕骨大孔穿入硬脑膜和蛛网膜进入蛛网膜下腔至汇合成基底动脉之前的椎动脉段。该段动脉也是椎动脉的颅内段，它在穿过硬脑膜入颅处和分出脊髓前动脉的上方处明显狭窄。该段椎动脉有以下分支：

（1）脑膜支。可有前后两支，前支自相当于第 2 颈椎水平的椎动脉分出，并经枕骨大孔前部升入颅内，供应枕骨大孔前面的硬膜，后支在相当于枕骨大孔水平的椎动脉发出，行于颅骨与硬膜间，供应大脑镰下部、小脑镰和小脑幕及其周围的硬脑膜。该动脉与颅外的枕动脉和咽升动脉的脑膜支吻合，在脑血管造影时，可显示出增粗。

（2）脊髓后动脉。大多数从颅内段的椎动脉下部发出，而少部分发自小脑后下动脉。其下行出枕骨大孔，绕向颈髓外侧，至颈髓外侧沟垂直下行，与其他根动脉汇合。该动脉供应延髓和上颈髓，并有广泛的吻合，所以阻塞时，不至于导致延髓和上颈髓的坏死。

（3）脊髓前动脉。系在两侧椎动脉汇合成基底动脉之前的桥延交界处段的内侧各发出一条动脉，而后向延髓前面斜向下内汇合成。该动脉在颈髓前正中裂下行，途中发出许多分支供应延髓前面的锥体交叉、内侧丘系、舌下神经和上颈髓前 2/3 组织。

（4）延髓动脉。椎动脉在延髓前发出 1～3 条分支，并向后外侧沟行走，供应延髓的锥体、舌下神经核的最上部、大部分橄榄核及其橄榄小脑纤维、迷走神经运动背核、孤束和孤束核等。由于该组动脉为细小分支，又与供应延髓的其他动脉有广泛的吻合，故供血受阻时，不易出现症状。

（5）小脑后下动脉。系椎动脉在发出脊髓前动脉之前，相当于延髓中下段之间发出的颅内最大的分支，其发出点离基底动脉约 1.5cm。该动脉发出后先行向后，绕至吞咽神经、迷走神经和副神经根背面，上行至延髓上端和脑桥下端，再转向下，沿第四脑室下外侧缘，进入小脑后下面，主要供应延髓背外侧、第四脑室脉络丛、小脑后下部皮质、小脑扁桃体及其深部的齿状核。一般认为小脑后下动脉在行走过程中有三个弯曲：第一个弯曲在该动脉发出点自向后的 2cm，相当于延髓侧面的橄榄处，向上、向下或折成上、下两个弯曲。第二个弯曲又称尾襻，深至小脑扁桃体下端的内侧面，达枕骨大孔水平或稍上。第三个弯曲称头袢，位于第四脑室下方的外侧，其最高点达第四脑室的外侧孔水平。

小脑后下动脉主要有以下三组分支：

①延髓支：是一组小动脉，可分为两组。头侧组：在延髓上端，约有5～8条，有的发自椎动脉，在橄榄体与绳状体之间进入延髓。尾侧组：在延髓下端，约有2～3条，从侧方进入延髓，但常有一条较长的分支，绕向延髓的背侧，至舌下三角附近。延髓支供应延髓的背外侧部，从外表看，其供应范围的上界相当于第四脑室髓纹水平，下界达菱形窝下角。从横切面看，其供应的神经核团包括疑核、迷走神经运动背核、孤束核、前庭外侧核及三叉神经脊束核。

②小脑支：是小脑后下动脉主干的延续，主要供应小脑后半球，在小脑外侧缘，分别与小脑前下动脉和小脑上动脉的分支发生吻合。

③脉络膜支：至第四脑室脉络丛，并与其周围的动脉发生吻合。

小脑后下动脉的临床意义：

①小脑后下动脉变异较大。除了椎动脉外，可从基底动脉发出；也可以是两条小脑后下动脉均发自于同一条椎动脉；个别情况下，出现一侧椎动脉向上延续为基底动脉时，另一条椎动脉侧终止延伸为小脑后下动脉，该动脉极细，而由另一侧同名动脉代偿，或同侧小脑前下动脉代偿；一或两条小脑后下动脉缺如，此时由椎动脉直接供血。因此，在脑血管造影时，可见到各种表现，小脑后下动脉供应区域变异也大。如供应三叉丘系，而不供应三叉神经脊髓束核。②脑血管造影正侧位相时多数均可显示出小脑后下动脉的3个弯曲。当颅窝出现占位病变或发生小脑扁桃体下疝时，小脑后下动脉出现移位。③小脑后下动脉易发生动脉硬化性血栓形成，并出现独特性表现，即延髓背外侧综合症，也称Wallenberg综合症。

（二）基底动脉

基底动脉由两条椎动脉在脑桥下缘汇合而成，起点位于桥延沟中点，其两旁为外展神经，沿脑桥基底沟上行，终于脑桥和中脑交界处，最后分为左、右大脑后动脉。终点两侧有动眼神经。基底动脉长约3cm，与斜坡平行并相距

2～3mm。该动脉变异较大，如起点下移或终点上移；在上行时偏向一侧而不居中；可变粗至正常的 2 倍；向前后或左右迁曲；无主干而呈现多条动脉或出现小窗。由于基底动脉粗于椎动脉，所以不容易出现栓塞，但易形成血栓，在脑动脉血栓中，该动脉血栓形成的致死率最高。基底动脉终端出现血栓时表现为中脑和间脑受损的症状称为基底动脉尖综合症。

基底动脉分支如下：

1. 脑桥支　为基底动脉向脑桥发出的许多小动脉，依其长短和供应脑桥的远近分为三组。

（1）旁中央动脉。系基底动脉向其背面的脑桥发出的最短动脉群，长约 3mm，每侧 4～6 条。主要供应脑桥腹侧中线两旁的皮质脑桥束、皮质脊髓束、桥核、外展神经纤维及部分内侧丘系。这些动脉群的一侧发生阻塞时出现脑桥基底内侧综合症，即 Foville 综合症。如双侧发生阻塞则出现闭锁综合症。

（2）短旋边动脉。系基底动脉向脑桥两侧外部发出的动脉群，长约 2cm，每侧 5～10 条。主要供应脑桥腹外侧区，其包括皮质脊髓束和内侧丘系部分纤维、桥核、桥小脑纤维、部分三叉神经核和面神经核及其纤维，该动脉发生阻塞出现脑桥基底外侧综合症，即 Millard-Gubler 综合症。

（3）长旋边动脉。系基底动脉两侧发出的较长动脉，环绕脑桥向后至脑桥背面进入脑实质，长度在 3cm 以上，每侧 1～2 条。主要供应脑桥被盖部分，其包括脊髓丘脑束、脊髓小脑束、内侧纵束、内侧丘系、结合臂、位听神经核、面神经核、外展神经核、三叉神经核及脑桥网状结构等。该动脉发生阻塞时出现脑桥被盖综合症，即 Ray-mond-Cestan 综合症。脑桥动脉较易发生破裂出血，因此，脑桥出血是脑内出血最常见的一种，且一般病情重，死亡率高。

2. 内听动脉　也称迷路动脉，系基底动脉下段向两侧发出的细长分支。但内听动脉大多数发自小脑的下动脉。该动脉发出后绕过外展神经前部，与面神经和位听神经一起进入内耳道，并分成以下 3 支：

（1）蜗支。又分为十余支，穿过蜗轴小孔而组成小动脉网，经骨螺旋板供应基底膜。

（2）前庭支。主要供应外、上半规管，椭圆囊和球囊。

（3）前庭蜗支。主要供应耳蜗、前庭和后半规管。

由于内听动脉细长，且与其他动脉吻合较少，因此，在中老年人容易发生供血障碍，加上半规管、椭圆囊、球囊和耳蜗对缺血反应很灵敏，所以可出现严重的平衡障碍、眩晕、耳鸣、听力障碍、恶心和呕吐。为了研究脑缺血耳蜗的变化，我们对正常听力大鼠耳蜗前庭、内毛细胞、盖板等进行了超微结构的形态观察，对脑缺血后听力障碍的耳蜗的变化提供了形态学基础。

3. 小脑前下动脉　自基底动脉下段向两侧发出，向外下绕过外展神经、面神经和位听神经前面，至内耳门附近形成动脉袢，此处常发出上述的内听动脉，然后再分为两支。主要供应脑桥被盖外侧部、小脑中下脚的下部、小脑半球前下部、蚓椎、蚓小结、第四脑室部分脉络丛。途中还发出小分支供应外展神经、面神经和位听神经根及延髓上部。不易出现该动脉阻塞后的缺血性症状。

4. 小脑上动脉　自基底动脉终点处发出，与大脑后动脉相距 5mm，动眼神经就是在这两条动脉之间穿出。该动脉发出后，经动眼神经根下方绕经大脑脚，至中脑背侧。小脑上动脉的变异多为一侧动脉发自大脑后动脉，一侧动脉缺如或双侧动脉大小差别大。该动脉闭塞主要表现同侧上肢为主的小脑性共济失调、对侧半身痛温觉减退。小脑上动脉的齿状核分支是小脑出血的好发动脉。与大脑后动脉一样，该动脉易发生动脉瘤，出现压迫动眼神经的表现或破裂致蛛网膜下腔出血。

5. 大脑后动脉　从胚胎发育角度，大脑后动脉起源于颈内动脉的后交通动脉。但是，成体后的大脑后动脉，在形态上与后交通动脉不一样。从血流上，大脑后动脉的血液来源于基底动脉。因此，大脑后动脉应被划分为发自基底动脉，是基底动脉的终末分支。但是，有少数人的大脑后动脉仍可见到发自颈内动脉，且无后交通动脉存在。大脑后动脉发出后即与后交通动脉吻合参与构成脑底动脉环，之后环绕大脑脚，弓形向上至中脑后外侧，而后沿颞叶钩回内侧和胼胝体压部之间，在小脑幕上方向后行走，沿颞叶和枕叶内侧面终止于枕叶。大脑后动脉主干分为两部：基底动脉末端至与后交通动脉汇合处之间的动脉为大脑后动脉内侧部；后交通动脉汇合处以远的动脉为外侧部。大脑后动脉供应枕叶内侧面、下面及侧面一部分、颞下回、部分间脑及内囊。大脑后动脉由近至远端的顺序有以下分支：

（1）后内侧中央支。由大脑后动脉起始端内侧处发出的若干条动脉，又分为头侧群和尾侧群，前者又称丘脑穿动脉。这些动脉直接穿入附近脑实质，供应丘脑下部、垂体、漏斗、灰结节、乳头体、丘脑底部、丘脑的内壁和核团、中脑被盖内侧部及中央灰质。

（2）后外侧中央支。又称丘脑膝状体动脉，由大脑后动脉起始端外侧发出，进入外侧膝状体。供应膝状体、丘脑枕和大部分丘脑外侧核团。

（3）四叠体动脉。1～2支，由大脑后动脉发出后，绕过大脑脚，途中分支供应大脑脚、四叠体、松果体及小脑上蚓部。

（4）脉络膜后内动脉。发自大脑后动脉内侧，绕大脑脚向后行至上丘再向上行进入大脑横裂，沿丘脑上部和第三脑室顶向前参与形成第三脑室脉络丛。沿途发出分支供应大脑脚、膝状体、丘脑枕、丘脑上部及松果体，尤其是后者的主要血供来源。

（5）脉络膜后外动脉。自大脑后动脉的环绕发出后分为前、后两支。前支向前，经海马进入侧脑室，在下角内与脉络膜前动脉吻合，供应颞角的脉络丛的前部。后支向后绕枕部供应三角区和侧脑室脉络丛。该动脉的分支与脉络膜后内动脉发生吻合，沿途发出分支供应穹隆脚、体和前柱，海马连合，丘脑背内侧核大部，丘脑枕以及外侧膝状体一部分。

（6）中脑支。与脑桥一样分为以下3组：

①旁正中动脉。为大脑后动脉内侧部发出的若干支，与基底动脉和后交通动脉发出的小支形成动脉丛，穿入附近脑实质，供应脚间窝底部，中缝区的动眼神经核、内侧纵束、红核及大脑脚内侧部。

②短周边动脉。发自于大脑后动脉近端，与脚间丛和小脑上动脉近侧部发出的分支一齐供应大脑脚中外侧、黑质及中脑上部。

③长周边动脉。大脑后动脉发出一组分支，其中一条为上述的四叠体动脉，供应上、下丘。

（7）皮质支（浅支）。可分为以下诸支。

①颞下前动脉。从海马钩往前外行走，跨过海马回前部，供应颞下回前部及其外侧部，该动脉根部还发出分支进入海马裂供应该区。

②颞下中动脉。从大脑后动脉直接发出或与附近分支共干发出，经海马回中部又分为2～3支向外，供应梭状回及颞下回中部。

③颞下后动脉。从大脑后动脉或颞支分出后，跨过海马及侧副裂后部，再向后外，供应梭状回后部、舌回和枕叶背侧面。

④顶枕动脉。大脑后动脉进入海马裂底部，在顶枕裂与距状裂汇合处分为顶枕动脉和距状裂动脉两终支。顶枕动脉自顶枕裂底部，再向上外方行走，供应楔叶及楔前叶后部，而后绕至枕背外侧面供应此区。

⑤距状裂动脉。自距状裂向后行，绕至枕极外面，供应颞下回、部分外侧枕区及顶上小叶的大部分。该动脉之所以重要是其供应视觉区。

大脑后动脉变异比较多见。有30%的一侧或两侧大脑后动脉发自颈内动脉，此时，血供来源于颈内动脉。有的一侧大脑后动脉起自颈内动脉，另一侧起自基底动脉，因此，血供来源于颈内动脉和基底动脉。大脑后动脉有时发出小脑上动脉。有的大脑后动脉干上出现小窗。

大脑后动脉的皮质支与大脑前动脉和大脑中动脉存在着广泛的侧支吻合，因此，大脑后动脉完全阻塞不至于导致该灌注区的大片梗死。一侧大脑后动脉完全阻塞可出现对侧肢体偏瘫、麻木、偏盲、失读、颜色辨别不能、记忆丧失、动眼神经麻痹、上视障碍、小脑性共济失调等。双大脑后动脉阻塞可出现完全性皮质盲，此时，病人有时察觉不到自己没有视觉而否认失明，而且仍可谈说想象中的场景，同时漫不经心地走近物体，此症称为Anton综合症。

大脑后动脉下外方为动眼神经，因此，该动脉发生动脉瘤时，易压迫动眼神经而出现该神经麻痹的症状。

颈内动脉约于甲状软骨上缘或第4颈椎水平起自颈总动脉，沿咽侧壁上行至颅底，经颈动脉管进入颅腔，通过海绵窦，于前穿支附近分为大脑前动脉和大脑中动脉。按其行程可分为颈部、窦部、海绵窦部和大脑部四部，后三部合称为颈内动脉颅内部，颈部又称为颅外部。

颈内动脉颈部行程较直，直径约 5mm，但有时在起始部上方 3～6cm 处呈 S 状弯曲。岩部起自颈动脉外口，随即向前、向内，于颞骨岩部尖端出颈动脉管内口，在破裂孔上方进入中颅窝。于后床突外侧穿过硬脑膜外层移行为海绵窦部，海绵窦部先沿蝶骨体两侧的颈动脉沟前行，至前床突内侧弯向后上方，穿过海绵窦顶移行为大脑部。呈 C 字形走行于蝶鞍旁的一段称为虹吸弯，其下半在海绵窦内，位于海绵窦的侧壁。颈内动脉大脑部在前床突内侧续于海绵窦部，由前向后行走至蛛网膜下腔，在视交叉外侧前穿支下方分为大脑前、中动脉。一般把此部与海绵窦部合称为颈内动脉虹吸部，此处行程迂曲，对减缓脑动脉搏动、缓冲脑动脉血压有一定作用，在脑血液循环调节中，虹吸部有"闸门"机制。颈内动脉的颈部无分支，岩部和海绵窦部的分支较细小，颈内动脉的主要分支如下。

1. 眼动脉

由虹吸弯分出，沿视神经外下方，经视神经孔入眶。视网膜中央动脉在眼球后方穿入视神经，营养视网膜。

2. 后交通动脉

在视交叉的外侧起于颈内动脉，在动眼神经上方后行。在距基底动脉分叉约 1cm 处连于大脑后动脉前壁。后交通动脉变异较多，在其行程中发出 3～8 条小穿支，供应灰结节、乳头体、视束前部、丘脑、丘脑底核、内囊等处。

3. 脉络膜前动脉

在后交通动脉起始部远侧见约 2mm 处由颈内动脉分出，经视束下方，行于大脑脚和海马回之间，到外侧膝状体前部转向外行，经脉络裂进入脑室下角，止于脉络丛，其分支主要供应苍白球大部、内囊后支、大脑脚底中部、海马结构、视束和外侧膝状体等。脉络膜前动脉细而长，易发生闭塞，引起对侧偏瘫，并可出现对侧感觉障碍及偏盲。

4. 大脑前动脉

于视交叉外侧，起于颈内动脉的前壁，向前行进入大脑纵裂内，沿大脑半球内侧面，先向前向上，经胼胝体膝部，然后沿胼胝体干形成弓形，最后终止于顶枕部下端附近。根据其走行可分为水平段和胼胝体下段。

（1）水平段。从颈内动脉分支部开始到前交通动脉为止，主要分支有：①基底核动脉：从水平段分出很多小血管，供应胼胝体、尾状接头部、透明隔等。②纹状体内侧动脉或称 Heubner 动脉：为一较大的回返动脉，在前交通动脉附近发出后向后行，发出分支到眶回皮层，然后穿过前皮质，供应尾状核头部的下部、壳核下部、苍白球前部、内囊前肢。③前交通动脉：该动脉是连接两侧大脑前动脉，位于正中面，长 0.2～0.3cm，是构成脑底动脉环的一部分。

（2）胼胝体下段。起自前交通动脉，在正中面向前上方上升，至胼胝体膝部，主要分支有：①眶支：在胼胝体下段后凸部分发出，额叶正中面发出小分支到额部，分布到额叶穹隆部。主要供应脑的嗅叶、直回和眶回的内下部血液。②额极动脉：在胼胝体下段后凸部发出，在额叶正中面发出小分支到额极，分布到额叶穹隆部。③胼胝体周围动脉：是大脑动脉的终末部分，在胼胝体沟内行走，终末与大脑后动脉的胼胝体后支相吻合，其分支供应胼胝体及附近皮质。④胼胝体边缘动脉：从胼胝体周围动脉发出向上行走，沿扣带回向后行，供应扣带回、额上回、旁中央小叶、额中回上缘及中央前回上 1/4。⑤大脑前动脉中央穿支：主要有内侧前穿动脉及外侧前穿动脉，供应尾状核前部。

5. 大脑中动脉

大脑中动脉为颈内动脉分支中最粗大的一支，其管径为 4mm 左右，可看成是颈内动脉的直接延续，运送大脑半球所需血量的 80%。也是东方人临床上最易出现脑血管病的动脉。大脑中动脉由颈内动脉分出后，沿大脑外侧裂进入脑岛，分成三种不同的类型：单干型即大脑中动脉在外侧为一单干；双干型为两个等大的干；三叉型即分为三个等大的干。从分布上看可分为深浅两支：①浅支：即皮层支，主要供应大脑皮层外侧各脑回的血液。较重要分支有额眶动脉，供应额叶的内侧面及眶部外侧面，以及外背面；颞极动脉供应颞极的外侧面；颞前动脉，供应颞叶侧面；颞中动脉，供应颞叶前面；颞后动脉供应颞叶后部；顶后动脉和角回动脉，供应顶叶下部及角回；顶前动脉，中央沟动脉，主要供应中央沟两侧下 3/4 的皮质；中央沟前动脉，主要供应额中回后部、额下回后部及中央前回前部下 3/4 皮质。②深支：又叫中央支，主要为一组小动脉分支，供应基底神经节和内囊。又可分为内外两组：内侧组由大脑中动脉起始部 1cm 以内发出，共有 2~3 支，以直角进入蛛网膜下腔后行走 1cm 左右进前穿质。外侧组由大脑中动脉起始部外侧 1~2cm 处发出，有 2~6 条，其中最大的一支动脉是豆纹动脉，亦在蛛网膜下腔行走 1cm 左右进入前穿质。它们主要供应尾状核体部、豆状核、内囊的上 3/5。

第二节　脑静脉系统

脑部血液由浅、深两组静脉引流，前者汇集皮质及其邻近白质的血液，后者引流中央结构的血液。两组静脉血液主要引流到硬脑膜的静脉窦，而后再汇入颈内静脉。两侧颈内静脉均位于颈动脉鞘内，紧邻颈动脉和迷走神经，在上纵膈内与锁骨下静脉连接，形成左、右头臂（无名）静脉。两侧头臂静脉合成上腔静脉，随后注入右心房。

与硬脑膜静脉窦、板障静脉与颅骨导静脉相连接的吻合支提供了附加道路，通常它只引流少数的血液。导静脉从颅骨外板的小孔穿出与颈外静脉分支相吻合。颈外静脉汇集来自面部、头皮及颈部的血液，经颈部下降汇入锁骨下静脉。

脑静脉与身体其他部位的静脉比较有以下几个特点：①脑静脉的管壁缺乏肌肉和弹力组织，管壁较薄，管腔较大，因而缺乏弹性；②脑静脉绝大多数不与动脉伴行，名称也多不与动脉相一致；③浅、深两组静脉血，均先注入硬脑膜窦，然后再汇流至颈内静脉。颈内静脉在鞘内下行至纵膈，与锁骨下静脉汇合成无名静脉，最后经上腔静脉注入右心房；④硬脑膜窦是脑静脉系中一个最具特殊结构的部位，坚韧的硬脑膜围成一系列的管道，内衬一层内皮细胞。硬脑膜窦是脑静脉血回流和脑脊液回流的必经之路。

硬脑膜窦的管道系统，主要是由上矢状窦、下矢状窦、直窦、横窦、乙状窦、海绵窦及其他颅底窦组成，最后穿出至颈静脉孔，续为颈内静脉。

一、浅静脉系

是引流皮质和皮质下白质的浅静脉。通常可分为上、中、下三组。以大脑外侧裂为界，位于其上的浅静脉称为大脑上静脉，其下的为大脑下静脉，外侧裂附近的称为大脑中静脉。

（一）大脑上静脉

主要分布于大脑半球外侧面上半部及内侧面，每侧有7～8条，由下前斜向后上，注入上矢状窦。上述静脉中行于中央沟内的一条静脉称中央静脉，它主要引流中央回区的静脉血。如该静脉阻塞可造成对侧偏瘫，对侧以精细感觉障碍为主的感觉障碍，其特点是偏瘫症状有波动性。

（二）大脑中静脉

多为1～3条，主要收集外侧裂附近的静脉血，最终注入蝶顶窦和海绵窦。若阻塞可导致对侧中枢性轻面瘫，上肢轻瘫，在主半球可出现失语。由于该静脉在蝶骨小翼附近后入窦内，蝶骨小翼为水平骨片，颅脑外伤时，该静脉可被"切割"而致出血。

（三）大脑下静脉

以2～3条为多见。主要收集额叶下半部及枕叶下部的静脉血，最后注入横窦。如阻塞可产生火花幻觉、视物变形、视幻觉、同侧偏盲及突然视力下降，但无眼底改变。

大脑上、中、下静脉间有明显的相互吻合。大脑上、中静脉借助于上吻合静脉（Trolard吻合静脉）相互吻合。上吻合静脉起自大脑外侧裂上方以后斜向后上，沿中央沟或中央后沟区域行走，最后注入上矢状窦后1/3处。大脑中、下静脉借助于下吻合静脉（Labbe吻合静脉）相互吻合，也可看作是上矢状窦和横窦的相互沟通渠道。下吻合静脉起自颞叶外侧面，最后注入横窦。另外，在小脑表面也可分为两组浅静脉。小脑上静脉的血一部分流入大脑大静脉和直窦，另一部分流入横窦及岩上窦，还有一部分流入枕窦。

临床上硬脑膜下血肿大多是由于浅静脉破裂。这与静脉行走特别有关，即起于脑实质的静脉逐渐汇成较大的干，最后在硬脑膜内行走一段注入窦内，因此可看作是静脉的一端连于脑实质，另一端连于硬膜窦。在脑外伤时，极易撕破注入窦前一段静脉干或小静脉，造成硬膜下血肿。

二、深静脉系

由大脑大静脉系和成对的基底静脉（Ronsenthal 静脉）所组成。它引流脑室旁白质、基底节及其他中央结构的血液。

（一）大脑大静脉

每一侧的膈静脉可在侧脑室前端附近见到，它沿透明膈向后行走至室间孔，在该处与丘脑纹状体静脉相接。丘脑纹状体静脉在侧脑室底层状核和丘脑之间的沟内，向前行走并接受侧脑室周围白质的血液。脉络膜静脉引流侧脑室脉络膜丛的血液。每侧大脑内静脉是由膈静脉、丘纹静脉和脉络膜静脉至室间孔处汇合而成。两侧大脑内静脉向后行至第Ⅲ脑室顶，恰在胼胝体压部下方和松果体腺上方相互接合形成大脑大静脉。该静脉绕过胼胝体压部向上弯曲，以后以锐角汇入直窦。它接受两侧基底静脉、大脑后静脉、枕静脉、小脑上静脉以及来自松果体腺和顶盖的小分支的血液。

丘纹静脉和大脑内静脉的结合处——静脉角，位于室间孔，它在脑血管造影侧位片上可见到。

（二）大脑基底静脉

每侧基底静脉最初可在前穿质区域内见到，它由大脑前静脉、下纹状体静脉和深部大脑中静脉联合而成。该静脉沿视束向后行走绕过大脑脚，通常终于大脑大静脉，偶尔终止于大脑内静脉或直窦。基底静脉引流苍白球内侧、视前区、脑底部和脑干上部区域，它还接受来自额叶的脉络膜下静脉的血流。

小脑幕切迹疝时，如果此静脉压于小脑幕游离缘上，可致脑干上部的水肿和出血。

三、硬脑膜窦

（一）上矢状窦

位于大脑镰至颅顶的附着线内，横断面呈三角形。前始自额骨之鸡冠，向后在枕骨内隆凸处，汇入窦汇。在冠状缝以前上矢状窦仅携有少量血液，但其后迅速扩大，携带大量血液。上矢状窦主要接受大脑上静脉的静脉血，与颅骨的板障静脉以及属于颈外静脉系统的颅骨静脉相吻合。

（二）下矢状窦

为一圆形管腔，位于大脑镰游离下缘的 2/3，在延续成直窦前，接受胼胝体和小脑的静脉血。直窦由下矢状窦和大脑大静脉汇合而成，为三角形的管腔。它向后行于大脑镰和小脑幕之间的结合部内，并在枕内隆凸处注入窦汇。枕窦是最小的硬脑膜窦，位于小脑幕的附着缘内并从枕骨大孔向上注入窦汇。其沿途接受小脑幕和小脑内侧的静脉血，并与椎静脉丛沟通。

上矢状窦、直窦和枕窦通常在枕内隆凸处于硬脑膜内汇合在一起，形成窦汇。横窦始于窦汇，并行于小脑幕的附着缘内，至岩骨底部急转向下，在此点以下称为乙状窦。当乙状窦在颞骨乳突部的沟内下降时，与中耳的乳气房紧邻。乙状窦于颈静脉孔处出颅，成为颈内静脉。紧靠颈内静脉内侧穿出颅底的是舌咽、迷走和副神经。横窦通过导静脉与头皮静脉相交通并和来自乳头区的静脉相通。

（三）海绵窦

是位于蝶鞍两侧成对的静脉丛，因许多交织的纤维小梁把它分为多个腔隙而得名。它从眶上裂的内侧端延伸至颞骨岩部尖端。颈内动脉及其周围的交感神经丛、三叉神经第Ⅰ和Ⅱ支、动眼及外展神经穿过此窦，但有一层壁将它们与窦内血液分开。海绵窦的支流是蝶顶窦和眼静脉。

广泛的静脉吻合网为海绵窦血液的出路提供了多个通道。它接受视网膜中央静脉、大脑中静脉和下静脉的血液，并与上、下岩窦相接，两侧海绵窦绕垂体互相沟通成环状，称为环窦。

通过海绵窦至眼上静脉及与面静脉的吻合，使颅内、外静脉相互沟通。眼下静脉连接到颅底下面的翼静脉丛。还有许多无名的导静脉与翼丛相连结。由于这些静脉均无瓣膜，故血液可经这些吻合流进或流出颅腔。因此，眼、鼻、面、副鼻窦、咽和牙齿的感染均可侵及海绵窦，若局部压力梯度发生改变，感染就迅速地从一支静脉扩展到另一支静脉。

第三节　血-脑屏障

血-脑屏障（blood brain barrier，BBB）是存在于血液和脑组织之间的一层屏障系统，由毛细血管内皮细胞（内皮细胞间紧密连接）、星形细胞、神经胶质细胞和基膜组成。早在 1885 年 Ehrlich 在动物静脉中注射酸性染料甲酚蓝时发现，染料使动物的各器官蓝染而脑中无此现象。1900 年 Lewan Dowsky 和 1909 年 Goldmann 也先后证实了这一实验，由此 Goldmann 正式提出了 BBB 的概念，但是直到 20 世纪 60 年代，随着科学技术的发展，特别是 CT、MRI、核素、电子显微镜和放射免疫生化技术的发展和应用，才揭示了 BBB 的解剖学基础。

根据 BBB 的解剖位置和功能，又将其分为血-脑组织屏障、血-脑脊液屏障（BCB）、脑脊液-脑组织屏障、脑-脑瘤屏障等。中枢神经系统内特殊毛细血管内皮细胞及其紧密连接是 BBB 的重要结构基础，还包括基底膜及包围在毛细血管周围的小胶质细胞和星形胶质细胞的终足，这一特性对维系脑内环境的相对稳定十分重要。

从生理的角度上看，BBB 对物质分子大小、所负的电荷及溶解性不同的物质通透性均有选择性，特别是 BBB 中酶屏障及其专一性很强的载体系统，保证了脑内神经递质浓度的相对稳定性，对脑功能与维持内环境稳定具有极为重要的作用，只有一些大脑必须的糖类、氨基酸类等分子才能穿越 BBB 到达脑细胞，避免了大脑受到血液循环中有害物质如毒素和病毒的侵害。因此，BBB 不仅可以看作是血-脑之间物质交换的限制系统，防止血中有害物质侵入，维护中枢神经系统正常生理功能，而且也是对营养物质选择性运转、代谢产物排出过程和自主神经功能体液性调节的中介系统。

一、内皮细胞及吞饮功能

脑血管 EC 与其他组织 EC 的主要区别在于前者具有复杂的 TJ 和丰富的线粒体，但缺少跨膜转运的质膜小泡（plasma vesicle）以及缺乏细胞孔。另外，脑血管细胞内皮细胞的脑膜上含有一些特殊蛋白：磁性磷酸酶、γ-谷氨酸转肽酶、糖转蛋白、转铁蛋白受体等。以上结构是脑血管内皮细胞特有的，它们对维持脑血管内皮 TJ 功能具有重要作用。大分子物质转运研究证实，BBB 以外的血管内皮细胞含有大量的小凹陷和小泡，这对细胞的内吞起重要作用，但 BBB 的血管内皮细胞缺乏这种结构，这说明脑血管内皮细胞具有特殊的吞饮机制。一般认为其内吞机制分三大类：第一类受体介导的内吞，是细胞在网格蛋白参与下内吞结合在质膜受体上的大分子物质；第二类吸附内吞，是细胞内吞在质膜上的物质分子的过程；第三类液相内吞，是一些与质膜没有亲和力的分子溶于细胞间质而被包裹"饮"入的过程。

二、星形胶质细胞的作用

星形胶质细胞是胶质细胞的一类，其数量为神经元的 5 倍，是整个中枢神经系统（CNS）的主要组成部分之一，星形胶质细胞活化包括 4 个特征：（1）由任何形式及程度的 CNS 损伤和病变引起的一系列分子、细胞和功能水平的变化。（2）随着损伤程度的加重，其分子表达进行性变化，细胞进行性肥大，严重时发生细胞增生和瘢痕形成。（3）其变化是特定情况下受细胞内外信号通路共同调控的结果。（4）在此过程中可能获得或失去部分功能，会对神经元和非神经元细胞产生有利或有害影响。因此，星形胶质细胞活化并非一个"全或无"的过程，而是在基因表达和细胞水平上发生连续性变化的过程。研究表明，短暂性脑缺血时的星形胶质细胞活化为神经元提供了必不可少的代谢支持，而星形胶质细胞功能障碍则可能会导致神经元变性。一些研究表明，脑缺血后的星形胶质细胞增生对 CNS 的恢复和预后有益。

星形胶质细胞在脑缺血后也有不利的一面。作为胶质瘢痕的组成部分，星形胶质细胞肥大交错的突起会形成物理障碍，同时分泌抑制性分子（硫酸软骨素蛋白多糖）产生化学抑制作用。脑缺血急性期，星形胶质细胞之间的缝隙连接可能仍然持续开放，允许促凋亡和促炎因子等在细胞之间的扩散，因此会使梗死体积进一步扩大。同时，星形胶质细胞本身能产生一些具有细胞毒性的分子，如一氧化氮（NO）自由基和其他活性氧。星形胶质细胞活化产生的 NO 能诱发炎症反应，对神经元产生严重的继发性损伤。星形胶质细胞在缺血性脑损伤中的作用具有两面性。

大量体内和体外模型研究表明，在脑缺血过程中，星形胶质细胞活化主要通过以下几种机制发挥神经保护作用：（1）摄取具有潜在兴奋毒性的谷氨酸。（2）释放谷氨酰胺，减轻氧化应激损伤。（3）释放腺苷发挥神经保护作用。（4）减轻 NH_4^+ 毒性。（5）促进β-淀粉样蛋白降解。（6）促进血脑屏障修复。（7）减轻损伤后血管源性水肿。（8）稳定细胞外液体和离子的平衡。（9）限制梗死区炎症向缺血半暗带扩散。如同炎症反应一样，反应性星形胶质细胞增生也有不利的一面。很早以前就发现星形胶质细胞增生和瘢痕形成会抑制神经突触再生，随着研究的不断深入，又为之提供了大量的分子和细胞生物学证据。

目前认为，星形胶质细胞活化主要通过以下几种机制发挥有害效应：（1）释放细胞因子，促进炎症反应。（2）产生具有神经毒性的活性氧。（3）释放兴奋性谷氨酸。（4）诱发病性发作。（5）通过血管内皮生长因子介导血脑屏障损伤。（6）通过过度激活水通道蛋白 4 导致细胞毒性水肿。（7）产生慢性疼痛等。脑缺血的治疗策略应考虑星形胶质细胞在其中的损伤和保护作用。目前，针对脑缺血后减少星形胶质细胞释放具有神经毒性的 S-100β 的研究已进入临床试验阶段。因此，深入阐明星形胶质细胞的生物学功能及其神经保护与损伤的相关机制显得尤为重要，有望为脑缺血后挽救整个 NVU 功能的药物治疗提供新的思路。

三、基膜的结构和功能

基膜主要由Ⅳ型胶原、层连蛋白、内肌动蛋白、纤维连接蛋白以及一些糖蛋白等组成，其中Ⅳ胶原和蛋白是构成基膜的主要物质。Ⅳ型胶原可以直接与层连蛋白连接，也可以通过内肌动蛋白与层连蛋白连接，形成聚合体网。同时，纤维连接蛋白可将基膜与周围组织以及细胞外间质相连，说明基膜对 BBB 的屏障作用维持起着重要作用。另外，基膜对周围细胞的生长分化也起着调节作用，脑血管内皮细胞生长和分化就是星形胶质细胞通过基膜来完成的。

四、血-脑屏障功能的影响因素

（一）高渗溶液

用高渗溶液（如甘露醇）灌注颈动脉，可使血-脑屏障开放，这一过程是可逆的；高渗溶液也可使脑肿瘤血-脑屏障开放，由此提高肿瘤区域药物浓度。通过大量的实验研究和临床证明，大多研究者都认为此方法对提高脑肿瘤的动脉介入化疗效果具有重要意义，且对应用中的不良反应多持乐观态度。由于脑肿瘤时的血-脑屏障较正常血-脑屏障开放持续的时间短，所以提示应掌握好给药时间。

（二）高温

高温会使 BBB 的通透性增加，导致脑水肿、脑细胞损伤。有人认为主要是通过 NO 上调有神经毒性的强啡肽的免疫活性而致，且用一氧代氮合酶抑制剂可削弱强啡呔的免疫活性，从而减弱 BBB 的损害。由于高温对 BBB 的作用，有人利用超声诱导轻度高温（USHT）可逆而无损伤性的特性增加了牛 BBB 上疏水性药物的通透性，包括 P-gp 底物的通透。为药物通过 BBB 提供了一种可行的方法。

（三）外伤

研究认为脑外伤致 BBB 通透性增加与 TNF-α 产生增加有关。TNF-α 激活鸟苷酸环化酶、蛋白酪氨酸激酶，由此使 BBB 通透性增加从而使中等大小（适度）分子通过增加；并且认为镁可能削弱外伤性脑损伤所致的 BBB 通透性的增加，其机制尚不清楚。

（四）冷冻

冻伤时血管内皮生长因子 A（VEGF-A）在脑血管内皮上的高度表达是导致 BBB 通透性增加的一个因素。而同时表达增加的血管内皮细胞生长因子 B（VEGF-B）在血-脑屏障完整性的维持、脑冻伤后血管的生成中起着重要的作用。

（五）肿瘤

不同性质的脑肿瘤引起血-脑屏障功能不同改变。星形胶质细胞瘤组织中的血管对葡萄糖转运增加，而一些脑转移瘤组织的血管则使葡萄糖转运减少。同一肿瘤组织的不同区域，其血-脑屏障改变程度亦不相同。应用细胞化学和电子显微镜技术观察胶质细胞瘤时，血-脑屏障的改变主要是紧密连接开放，由此使葡萄糖的通透性增加。血-脑屏障这种病理情况下的改变机制被认为与间质金属蛋白酶水解基膜的高分子蛋白有关。

（六）年龄

新生儿黄疸病容易引起脑基底核的胆红素浸润，导致核黄疸，而成年人黄疸病很少发生此类病变，因而推测新生儿血-脑屏障未发育成熟，是引起核黄疸的重要原因之一。研究发现通过透射电镜观察发现胎儿和新生儿脑尾状核血-脑屏障未成熟，主要表现为：内皮有孔，内皮基膜较薄，部分内皮无完整的基膜，胶质膜也不完整。这些形态学特点决定了新生儿尾状核血-脑屏障通透性比成人大，而且比大脑其他部分也大。张燕宏等认为新生儿高胆红素血症（＞272μmol/L）时，颅内动脉血流速度较正常新生儿显著增高，由此推测在某种病理情况下，如酸中毒促进尾状核中的血-脑屏障更加开放，血流速度加快，胆红素以被动扩散方式经内皮孔或以胞饮作用越过毛细血管内皮增加，而后通过不完整的胶质膜缺口，引起新生儿核黄疸。Erdincler 等在脑冻伤鼠实验中发现：年老鼠 BBB 被破坏的程度、脑内水含量增多都较年轻鼠更为严重，且 BBB 损害也较年轻鼠容易。

第四节　脑的解剖

脑位于颅腔内，平均重量约 1400g。脑组织表面由外向内依次有硬脑膜、蛛网膜及软脑膜覆盖，由大脑、间脑、脑干和小脑组成，其中脑干包括中脑、脑桥和延髓。延髓向下在枕骨大孔处与脊髓相连续。脑桥、延髓和小脑之间为宽而浅的第IV脑室。第IV脑室向下与脊髓中央管相连，向上经中脑导水管与第III脑室相通。第III脑室经室间孔与侧脑室相通。在脑桥、延髓之间有脑桥延髓沟。自后连合至乳头体后缘的连线为中脑与间脑的分界线，自室间孔至视交叉前部的连线为间脑和大脑的分界线。

一、脑干

脑干自上而下包括中脑、脑桥、延髓。其上接间脑，下续脊髓，在延髓与脑桥背面借小脑中、下脚连接小脑。脑干由中脑、脑桥和延髓组成。脑干腹侧面伏于枕骨大孔前方的斜坡上。

（一）延髓

下与脊髓相连，与脊髓无明显边界。延髓呈锥体形，前正中裂两侧为锥体，有锥体交叉，锥体外侧的卵圆形隆起为橄榄体，其内为下橄榄核。上端因中央管扩大而成为第Ⅳ脑室底下部。延髓背侧每侧有 2 个明显隆起，分别称为薄束结节和楔束结节。延髓通过一对小脑下脚与小脑相连。位于延髓的脑神经共有 4 对，舌咽神经、迷走神经、副神经根丝自上而下依次由橄榄体后方的沟内出入脑干。舌下神经由锥体与橄榄体之间的沟内出入脑干。

（二）脑桥

下与延髓相续，上连中脑。脑桥腹侧面正中线有一纵行浅沟，称为基底沟。基底动脉通行其内。脑桥两侧逐渐形成一对小脑中脚与小脑相联系。脑桥背侧面构成第Ⅳ脑室底上部。位于脑桥的脑神经共有 4 对。三叉神经自脑桥与小脑之间出入脑干。展神经、面神经、前庭蜗神经自内向外由延髓脑桥沟出入脑干。

（三）中脑

下连脑桥，上接间脑。中脑腹侧面两侧的明显柱状隆起称为大脑脚。大脑脚之间为脚间窝，窝底有许多穿动脉穿过，称为后穿质。中脑的背侧也称顶盖，有上丘、下丘各 1 对，分别连于外侧膝状体，下丘发出下丘骨与内侧膝状体相连。中脑共有 2 对脑神经附着，动眼神经自大脑脚内侧穿出，滑车神经则是唯一自脑干背侧出脑的脑神经。

（四）第Ⅳ脑室

第Ⅳ脑室位于延髓、脑桥及小脑之间。向下连于脊髓中央管，向上通中脑导水管，向两侧扩展称为第Ⅳ脑室外侧隐窝。第Ⅳ脑室底由延髓及脑桥背侧面构成，向后上深入小脑。

菱形窝即第Ⅳ脑室底。脑干的运动性脑神经核团一般位于内侧区，而感觉性核团则位于外侧区。内侧区有面神经丘、舌下神经三角和迷走神经三角，其深面分别为展神经核、舌下神经核和迷走神经背核。外侧区的听结节深面含有蜗神经核。

室管膜上皮、软脑膜和少许白质组成的薄膜，向上入小脑，向下终于第Ⅳ脑室脉络组织。第Ⅳ脑室脉络组织是由室管膜上皮及富含血管的软脑膜组成。其深入脑室内，产生脑脊液。后髓帆上有正中孔和一对侧孔。

（五）脑干网状结构

脑干网状结构是指脑干内神经元细胞体与纤维相互混杂的部分。它不似灰质、白质那样边界清楚。几乎所有来自外周的传入纤维，都有终支和侧支进入网状结构，而网状结构又直接或间接与中枢神经系保持密切联系，影响中枢神经的各方面活动。网状结构内含有的核团目前还无统一意见，但大致分为以下三类核群。

1. 中缝及附近的核群　主要为中缝核及附近的旁正中网状核、被盖网状核、被盖背核和被盖脂核等。其功能尚不十分清楚。

2. 内侧核群　位于正中区的两侧，它们接受来自脊髓、脑神经感觉核和大脑皮质的信息，发出上行、下行纤维，广泛地投射至大脑、间脑、小脑、脑干，并有一部分止于脊髓。

3. 外侧核群　主要为小细胞网状核，它接受长的感觉纤维束的侧支，并将冲动传给内侧核群。

脑干网状结构的功能：

（1）对躯体运动的影响。脑干网状结构内存在一易化区和一抑制区，易化区和抑制区共同维持机体的肌紧张平衡。

（2）对植物神经核内分泌活动的影响。如心血管的初级中枢位于延髓网状结构内，在失去较高的中枢影响后，仍能维持正常的血压。

（3）对感觉冲动中枢传导的影响。

（4）对睡眠、觉醒和意识的影响。在脑干中有一网状上行激活系统（ARAS）和网状上行抑制系统。中脑和间脑的尾侧区是 ARAS 的关键部位。如此部位损伤可引起昏睡或昏迷。网状结构的上行影响使皮质维持一定的觉醒程度，而网状结构的活动又受大脑皮质的影响。

二、小脑

小脑位于颅后窝内、脑桥与延髓的背面，借小脑幕与大脑枕叶相隔，借小脑上脚、小脑中脚和小脑下脚与延髓、脑桥和中脑相连。小脑上面平坦，下面中部凹陷称为小脑谷。两侧隆起为小脑半球，中间狭细部为小脑蚓，小脑谷两侧的半球状突起称为小脑扁桃体。小脑表面有大量的横行平行窄沟，被分为若干小叶。按照先后的发生顺序可将小脑分为古小脑、旧小脑和新小脑。古小脑即绒球小结叶，又称前庭小脑，主要接受前庭的纤维，维持身体的平衡。旧小脑即前叶蚓部、蚓锥体和蚓垂，又称脊髓小脑，主要接受来自脊髓的纤维，控制肌张力和肌协调。新小脑为其余大部，又称脑桥小脑，主要接受大脑皮质的投射，控制随意运动的协调性和力量、方向和范围的准确性。

三、间脑

间脑位于中脑以上，尾状核和内囊的内侧，分为丘脑、丘脑上部、丘脑下部、丘脑底部、丘脑后部。两侧丘脑和丘脑下部相互联合，中间为第Ⅲ脑室，其通过脑室间孔与侧脑相通，通过脑导水管接第Ⅳ脑室。间脑可分为五部分：背侧丘脑、后丘脑、上丘脑、下丘脑和底丘脑。

1.背侧丘脑　又称丘脑。为一对椭圆形的灰质团块，两侧丘脑之间借丘脑间粘合相连。从背侧观察，丘脑前端狭窄隆凸，称为丘脑前结节。丘脑后端粗大，伸向后外方，为丘脑枕。

2.后丘脑 在枕的下方，由 2 个小丘状的内、外侧膝状体组成。外侧膝状体表面呈椭圆形，连接视束，内侧膝状体连接下丘脑。

3.上丘脑 位于第Ⅲ脑室顶部周围。包括丘脑髓纹、缰三角、松果体和后联合。

4.下丘脑 位于下丘脑沟以下，构成第Ⅲ脑室的侧壁和下壁。从脑底面看，下丘脑的前界为视交叉，后界为乳头体的后缘。下丘脑包括视交叉、漏斗、灰结节和乳头体。

5.底丘脑 位于背侧丘脑的腹侧部和下丘脑外侧之间的一个核行区域。

第Ⅲ脑室位于两侧背侧丘脑和丘脑下部之间，正中矢状位，呈一狭窄腔隙。前壁为前联合与终板，后壁的上部为缰连合、松果体和后联合，下部为大脑脚的前端。上壁成自第Ⅲ脑室顶。下壁主要由下丘脑组成。侧壁为背侧丘脑和下丘脑。

四、端脑

大脑由左、右两个半球及中间连接部分——第三脑室前端的终板组成，两半球间由胼胝体形成巨束纤维相连。大脑半球表面被覆灰质，为大脑灰质。灰质的深面为白质。白质内的灰质核团为基底核。大脑半球内的腔室为侧脑室。半球的前端为额极，后端为枕极，颞叶的前端为颞极。皮质表面布满深浅不等的沟，称大脑沟。沟与沟之间的隆起部分称大脑回。

大脑半球分为三面、五叶。表面有许多不等的沟回。需要指出，大脑的分叶为人为区分，各叶之间并非严格分界。三面：宽阔膨隆的外侧面，较平坦的内侧面和凹凸不平的下面。

外侧裂和中央沟最为显著。外侧裂在脑底面以一深裂起于前穿质的外侧，斜向后上终于顶叶的缘上回。外侧裂的上方为额、顶二叶，下方为颞叶。外侧裂深部埋藏有三角形的脑岛。额叶、顶叶和颞叶掩盖脑岛的部分，为岛盖。中央沟分隔额叶与顶叶。

（一）大脑半球背外侧面

额叶前至额极，后界以中央沟与枕叶分割，下界以外侧裂与颞叶分割。在中央沟的前方有大致与其平行的中央前沟。中央沟与中央前沟之间为中央前回。自中央前沟的中部向前发出上、下两条沟，分别称额上沟和额下沟，额上沟和额下沟分出额上回、额中回和额下回。外侧裂的前支和升支将额下回分为三部：眶部、三角部和岛盖部。额叶有许多重要的皮质功能区。

1.第Ⅰ躯体运动区　位于中央前回与中央旁小叶前部（4、6 区）。

2.第Ⅱ躯体运动区　位于大脑外侧裂对中央前后回处上壁的皮质和邻近岛叶。

3.补充运动区　位于大脑半球内侧面的额内侧面皮质。

4. Broca 氏区　位于额下回后部皮质（44 区），为运动性语言中枢。

5.书写中枢　位于额中回的后部，若受损，可引起失写症。

顶叶前至中央沟，后界为顶枕沟，顶枕沟上端与枕前切迹连线的中点与外侧裂末端的连线为下界。中央沟的后方有与之大致平行的中央后沟，其与中央沟之间为中央后回。顶内沟与半球上缘平行，起自中央沟，延向后方。顶内沟把顶叶分为顶上小叶和顶下小叶。顶下小叶又分为缘上回和角回。顶叶的主要功能区：①第Ⅰ区体感觉区：位于中央后回和中央旁小叶后部（2 区）。②第Ⅱ躯体感觉区：位于中央后回最下部。③Wernicke 位于顶叶及颞叶，包括角回、缘上回、颞上、中回的后部，为感觉性语言中枢。

颞叶上界为外侧裂，后方以顶枕沟和枕前切迹的连线与枕叶分界。额叶的前端称为颞极。颞上沟、颞下沟将颞叶分为颞上回、颞中回和颞下回。颞上回的上面有数个自前外斜向后内的短回，称为颞横回。颞叶的底面，靠外侧的为枕颞外侧回；靠内侧的为枕颞内侧回。颞叶的主要功能区：①听觉区：位于颞横回（41、42 区），为听觉中枢。②Wernicke 区：见顶叶部分。

枕叶在外侧面自顶枕沟上端至枕前切迹连线为前界后方，在内侧面以顶枕沟为界。视觉中枢即位于枕叶内侧面距状裂两侧的枕叶皮质（17 区）。岛叶借岛环状沟与额顶和颞叶分界，岛中央沟将岛叶分为前后两部，与 Rolando 氏中央沟平行，前方有三四个岛短回，后有岛长回。岛叶可能与内脏感觉有关。

（二）大脑半球的内侧面和底面

最显著的结构为连接左右大脑半球的新皮质的胼胝体，由前至后分为胼胝体嘴部、膝部、干部和压部。胼胝体沟环绕于胼胝体外周。扣带沟则平行于胼胝体沟，位于其外周。扣带回位于胼胝体沟与扣带沟之间。自胼胝体中部向上发出的沟为中央旁沟。矩状裂自胼胝体后方向枕极上方走行。中央旁小叶为中央前、后回向大脑半球内侧面的延伸。顶枕沟与矩状裂之间为楔叶。

大脑半球的底面有枕极伸向颞极的脑回，后部为舌叶，前部为海马旁回。海马旁回前端向内侧钩绕为钩。额叶的底面有许多短小的眶沟，分隔为若干眶回。内侧为嗅束，嗅束前端为嗅球，后端为嗅三角。三角后方为前穿质，有许多血管穿行。海马旁回和扣带回围绕胼胝体几近一环。

（三）基底核

基底核又称为基底神经节，为大脑半球内的灰质核团。包括尾状核、豆状核、屏状核和杏仁体。豆状核和尾状核合称为纹状体。豆状核分为内侧的苍白球和外侧的壳。在种系发生上苍白球较早，称为旧纹状体。层状核和壳称为新纹状体。屏状核位于岛叶深面，与豆状核之间以外囊分隔。杏仁体位于海马旁回沟内，与尾状核尾相续。

（四）大脑半球白质

大脑半球白质是由起联系作用的纤维束构成，可分为三种纤维：联络纤维、联合纤维和投射纤维。

（1）联络纤维：是连接一侧大脑半球内不同部位皮质的纤维。可分为长、短纤维两种。长纤维位置较深，联合成束。短纤维位置浅，联系邻近的脑回。主要有：

①钩束：联系额叶与额叶前部的纤维。②上纵束：联系额、顶、枕、颞叶的纤维。③下纵束：联系枕、颞叶的纤维。④扣带：联系弯窿回各部及该回与邻近额叶的纤维束。

（2）联合纤维：是连接两侧大脑半球的纤维。包括胼胝体、前联合和弯窿联合。胼胝体在大脑纵裂底，是连接两侧大脑半球新皮质的纤维。弯窿是嗅脑的联合纤维，也是嗅脑的投射纤维。

（3）投射纤维：是连接大脑皮质和皮质下结构的纤维。其于皮质下方呈扇形放射，称为辐射冠。向下聚成一宽厚致密的白质层，通过基底核与背侧丘脑之间，称为内囊。

内囊位于尾状核、豆状核和背侧丘脑之间，在水平切面上呈"＜"形，开口向外侧。内囊可分为三部分：①内囊前肢，位于尾状核头部及豆状核之间，有额桥束及丘脑前放射通过。②内囊后肢，位于豆状核与背侧丘脑之间。内囊后肢可分为三部分：丘脑豆状核部、豆状核后部和豆状核下部。皮质脊髓束和丘脑上放射通过丘脑豆状核部，视放射和顶枕桥束通过豆状核后部，枕颞桥束和听辐射通过豆状核下部。②内囊膝位于前后肢之间，有皮质核束通过。如果内囊后肢受到损害如内囊出血，可出现三偏综合征：对侧偏瘫、对侧偏身感觉障碍、双眼对侧偏盲。

（4）侧脑室：侧脑室位于大脑半球内，左右各一，腔内衬以室管膜上皮。分为前角、后角、下角和体部。中央部位于顶叶，前、后和下角分别伸入额、枕和颞叶。

（五）嗅脑和边缘系统

嗅脑是指大脑半球中接受与整合嗅觉冲动的皮质部分。主要包括嗅球、嗅束、前嗅核、嗅结节、嗅纹、部分杏仁体及梨状区皮质等结构。

边缘叶包括扣带回、海马旁回、海马结构、膈区和梨状叶等。边缘叶再加上与其功能和联系上较为密切的一些皮质下结构（杏仁体、下丘脑、上丘脑、隔核、丘脑前核和中脑被盖等）共同构成边缘系统。因为边缘系统与内脏联系密切，又称为内脏脑。边缘系统与嗅觉、内脏活动、情绪行为、性活动和记忆等有关。

第四章 缺血性脑血管病的危险因素及其干预措施

第一节 不可干预的危险因素

一、年龄

年龄对脑卒中是一个绝对的危险因素，脑卒中发病率随年龄增长呈指数增加。据国外报道，55岁后每增加10岁卒中发生率加倍。我国卒中发病年龄组统计，<44岁组为30/10万；45～64岁组为650/10万～720/10万；65～74岁组为1100/10万～1200/10万；≥75岁组为1600/10万～2160/10万。从以上统计数据可知64岁以下人口每年每千人中约7～8人发病，65岁以上每年每千人中约30人发病。另一项研究对数百例首次发生卒中的患者进行分析，44岁以下发病者约占总数的5%，45～64岁约占42%，≥65岁者占53%。在我国台湾这种年龄特异性发病率每25年为一周期，增长10倍。即从38岁的100/10万到63岁的1000/10万。显然随着人口的老化，脑卒中发病率的增高会更加明显。

二、性别

男性发病率高于女性，男女之比约1.3：1～1.7：1。我国城乡的调查结果显示男女之比约为1.3：1～1.5：1。瑞典和意大利脑卒中发病率男性分别比女性高66%和35%，美国腔隙性脑梗死和非腔隙性脑卒中的发病率男性均比女性多70%。虽然美国报道男性脑卒中总发生率比女性高19%，但提出，60岁以前卒中发生率男＞女，而60岁以后，脑卒中发生率则女＞男。

三、种族和民族

美国的调查结果表明,相同年龄、性别和居住地的黑人较白人发病率高。在英国和威尔士脑卒中的死亡率,加勒比海人员高,其次为非洲和印度人。我国各民族间发病率仅汉族略高于少数民族,为1.4:1。与汉族相比,朝鲜族、藏族、满族和回族发病率较高,其相对比率则接近或小于1.5,而傣族、彝族和布依族发病率较低,其相对比率接近于0.5。

四、遗传因素

多数学者认为脑血管病是多基因遗传性疾病,并受环境等因素的影响,有脑卒中家族史者脑卒中发生率高于正常家族的10倍,父母死于脑卒中者的脑卒中发病率较正常对照组高4倍,双胞胎患卒中具有一致性。

另外,某些卒中的危险因素被认为是家族遗传性的。已经发现,有10余种继发性高血压的发生是受常染色体单基因遗传控制的。尚有20余种被推测为单基因遗传。原发性高血压的发生虽然是环境和遗传多种因素相互作用的结果,但遗传因素从中起了重要作用。有阳性家族史的高血压患者达46%。各种脂质和脂蛋白代谢障碍也认为与遗传因素有关,其中家族性低α-脂蛋白血症是一种常染色体显性遗传病,本病是高密度脂蛋白缺乏的常见原因,高密度脂蛋白低,易发生动脉粥样硬化。测定动脉粥样硬化患者血管的mRNA含量,发现较正常人高5~12倍,表明动脉粥样硬化的发生也有其分子遗传学基础。糖尿病也被认为是一种多基因遗传病。高纤维蛋白原血症也是脑血管病的危险因素之一,已经证实,在纤维蛋白原基因的β2等位基因缺乏的纯合子中,纤维蛋白原水平则明显增高。

一些以卒中为主要表现型的综合症的发病基因已明了。如CAPASIL为常染色体显性遗传,发病基因位于染色体19q2。临床特点为反复发作皮质下缺血性卒中,不伴有高血压史,中年早期起病,常导致痴呆。Melas为线粒体脑肌病的一种类型,多为线粒体DNA核苷酸3243位点的G被A置换突变所致,与遗传有关，部分散发，临床表现为脑血管病伴有乳酸酸中毒。Sneddon 综合症呈常染色体显性遗传，部分研究认为与抗磷脂抗体阳性的遗传素质有关，临床表现为脑血管病伴皮肤网状青斑。

第二节　可干预的危险因素

一、高血压

高血压是公认的最重要的、独立的缺血性脑卒中的危险因素。有大量证据表明：①血压增高的程度与卒中发生危险的增加呈明显正相关。根据 Framingham 队列研究所得到的脑卒中危险参数表明，在控制了其他已知的危险因素后，收缩压每增加 1.33kPa，男性脑卒中危险因素增加 1.9 倍，女性增加 1.7 倍；②高血压的危险作用在高龄组并不衰退；③卒中发生的危险在伴有其他临床异常表现，如左心室肥厚、心律不齐、眼底动脉硬化等状况的高血压患者中更为增加；④卒中发病率与死亡率的地理分布差异与高血压的地理分布差异相一致，这在国内外的研究中均获得证实；⑤有人认为偶尔一次测量血压的数值即可以估计卒中的危险，并有一定意义；⑥无症状的高血压比有症状的高血压危险性更大，前者发生脑梗死的危险比后者高 4 倍；昼夜血压比较稳定的高血压患者脑卒中发生率远低于昼夜血压波动大的高血压患者。

1. 高血压引起缺血性脑血管病的发病机制

在动脉粥样硬化基础上形成血栓是脑梗死的最常见原因之一。颅脑动脉粥样硬化多发生在血管分叉处。西方人以颅外颈动脉粥样硬化严重多见，而东方人的脑动脉粥样硬化以颅内 Willis 环周围的脑主要动脉最严重，这些动脉的粥样硬化严重程度与高血压密切相关。颅内动脉在高血压的机械压力影响下内膜损伤引起脂质沉积，血浆中胆固醇、甘油三酯等与载脂蛋白结合，形成脂蛋白，脂蛋白进入动脉壁内膜后引起平滑肌细胞增生、转型、分泌，脂蛋白降解产物可刺激纤维组织增生，内膜损害，使血小板更易粘附、聚集，加速动脉粥样硬化斑块产生。粥样硬化斑块可因内膜表面破溃形成溃疡，破溃的粥样物质可进入血流成为栓子，斑块溃疡处可出血，形成附壁血栓。①血栓逐渐扩大，可使动脉管腔狭窄加重甚至闭塞。②动脉内血栓或粥样硬化斑块的碎片脱落而栓塞其远端动脉，不但可引起短暂的脑缺血发作，也可引起栓塞性脑梗死。③在脑动脉粥样硬化的基础上，某支动脉近端产生狭窄或阻塞及侧支循环代偿血流不足，当临床上发生严重脱水、失血、休克、心衰或降高血压治疗过度而引起较持久的血压下降或血流缓慢，病变局部灌注压降低、脑血流量减少到一定程度时也可引起脑梗死。腔隙性脑梗死是持续性高血压小动脉硬化引起的一种特殊类型的脑梗死。

2. 控制高血压是预防缺血性脑卒中最重要的环节

大多数高血压患者是无症状的，因此检出、治疗和控制高血压，以减少缺血性脑卒中的发病率和死亡率至关重要。由于舒张压对脑卒中危险的无低限，因此对正常血压的高危患者，如高血压家族史、超重、缺少体力活动、酗酒、钠盐摄入过多等，也应考虑降压治疗。基于芬兰、美国、日本等社区的高血压控制计划中已成功地降低了脑卒中的发病率、死亡率，表明社区高血压控制或教育，对高血压的患病率或脑卒中的发生率有积极的影响。

3. 高血压的药物治疗

目前，抗高血压药物分为六类：利尿剂、β-受体阻断剂、血管扩张剂、钙拮抗剂、血管紧张素转化酶抑制剂与血管紧张素 II 受体拮抗剂等。老年人较适合应用比较安全的药物如血管紧张素转换酶抑制剂、钙拮抗剂和高选择性β-受体阻滞剂、常用复方降压药等。

缺血性脑血管病发病早期，高血压降低的速度过快，可能导致脑血管自动调节功能丧失，使缺血区的灌注下降，缺血更加严重，因此逐步而缓慢地控制才是安全且可靠的，收缩压降至 18.67kPa 为宜。控制高血压时，药物的选择和治疗的监测是很重要的。

二、心脏疾病

各种原因所致的心脏损害也是公认的卒中主要危险因素。无论在任何血压水平下，有心脏病的人患卒中的危险都要比无心脏病者高 2 倍以上。风湿性心脏病、冠状动脉硬化性心脏病、高血压型心脏病以及先天型心脏病，包括可能并发的各种心肌损害如心房纤颤、房室传导阻滞、心功能不全、左心室肥厚、细菌性心内膜炎均可增加缺血性卒中的危险。60岁以上的脑卒中病人约7%～30%是由房颤所致。Framingham的研究证实，房颤为脑卒中的一个重要危险因素，房颤病人脑卒中的危险性5倍于非房颤病人。当房颤与瓣膜疾病合并存在时，脑卒中相对危险性更大。在以往有冠心病史患者中，脑卒中危险几乎增加1倍，有心力衰竭的患者中则几乎增加4倍，英国的研究发现，男性中有确诊的心肌梗死者脑卒中危险是以前无缺血性心脏病者的4倍。有心电图证实的左室肥厚，随着年龄及血压的升高而增加，即使调整了其他危险因素如高血压后，左室肥厚也使男女的脑卒中危险增加2.3%。

（一）心肌梗死

发病机理：心梗患者在有冠状动脉硬化的同时常合并脑动脉硬化，其构成了冠状动脉与脑循环发病密切联系的基础。当冠状动脉发生痉挛时，脑动脉也可同时发生痉挛。心肌梗死多发生在左心室前壁，该区域受冠状动脉下行支供血，受左侧颈交感神经的支配，与主动脉弓、颈动脉窦有密切联系。当左心室前壁发生心肌梗死时，所产生的病理冲动反射至主动脉弓再到颈动脉窦，然后反射到延髓，引起延髓血管痉挛，继而波及到大脑血管发生痉挛，致使血循环迟缓、淤滞、血栓形成、缺氧以及脑水肿等，临床上出现缺血性脑卒中发作。急性心肌梗死时，引起血压骤然下降、循环血容量减少等血流动力学变化也可引起继发的脑血循环障碍。急性心肌梗死可并发心律失常，后者可以导致心排血量减少，血压下降，脑组织灌注不足，进而形成脑血循环障碍。急性心肌梗死在心腔内形成附壁血栓，血栓脱落形成的栓子进入脑血管内可引起脑梗死。临床常会发生这种现象，即心肌梗死发病急性期，心肌收缩力降低，易形成附壁血栓，当在其恢复期，心肌收缩力提高，改变的血流动力学使附壁血栓脱落引起脑栓塞。

心肌梗死的处理：治疗重点应放在心肌梗死的治疗上，如能及早正确处理好心梗，脑血循环障碍即随之恢复，对防止进一步脑血栓及脑软化发生具有重要意义。

一般处理：绝对卧床休息，监测患者的生命指征，心电监护、吸氧、镇静（苯巴比妥，安定）、缓解疼痛，可先予硝酸甘油，疼痛不能缓解可选用吗啡，常用为静脉注射 3～5mg，肌肉注射 5～10mg。

心肌再灌注：尽快溶解堵塞的血栓，恢复血流再灌注，是挽救濒临坏死的心肌、缩小梗死范围、保护心泵功能、降低急性期并发症与病死率、改善长期预后的重要措施。急性心梗恢复心肌的再灌注，除通常采用的静脉溶栓治疗外，尚有冠状动脉内溶栓，经皮腔内冠状动脉球囊扩张及冠状动脉内支架置入等。溶栓药物有非纤维蛋白特异性溶栓剂，如尿激酶（UK）、链激酶（SK）、茴香酰纤溶酶原链激酶激活剂复合物（APSAC），以及具有纤维蛋白特异性的血栓选择性溶栓剂，包括组织型纤溶酶激活剂（rt-PA）和单链尿激酶原纤溶酶激活剂（scu-PA），后两者溶栓效果佳。国内以静脉溶栓为主。

抗心肌缺血的药物治疗：①硝酸酯类：早期口服或舌下含化硝酸甘油0.6mg 或消心痛 5～10mg。继之静脉滴注硝酸甘油起始 5～10mg/min 或消心痛（异舒吉或爱倍）起始 2～2.5mg/h。②β-受体阻滞剂：梗死早期应用，尤其是前壁心肌梗死伴有交感神经功能亢进者，以及心内膜下心梗。常用制剂有阿替洛尔、美托洛尔、比索洛尔。③钙拮抗剂：药物选择可根据血压和心率而定。高血压者选用硝苯地平，血压高伴有心动过速或室上性心动过速选用硫氮草酮，对发病早期难以控制的室性及室上性心动过速选用维拉帕米。④抗血小板治疗：阿司匹林，前 3 天每日 300mg，之后每日 50mg。

1. 风湿性心脏病引起缺血性脑血管病的发病机制

①风心病二尖瓣狭窄合并房颤时，心房壁的心耳处血流迟缓、淤滞，易在此处形成附壁血栓，当血流动力学变化或心脏功能改变可使附壁血栓脱落，血栓脱落进入脑循环可引起脑栓塞。②风湿性心瓣膜病时，在瓣膜的表面形成许多小的赘生物，小赘生物容易脱落进入脑循环造成脑栓塞。美国哈佛卒中研究中心的研究表明脑是最容易发生栓塞的器官，脑血管中以大脑中动脉及其分支（皮层支）发生栓塞的概率最高，这可能与解剖结构和血流动力学有关。③风湿性心肌炎可致心肌受损引起心功能不全或心律失常，出现心排血量不足，导致脑循环灌注障碍。

风湿性心脏病适合手术适应症应积极手术，如行人工瓣膜置换术、瓣膜修复术等，单纯二尖瓣膜狭窄可行经皮球囊二尖瓣成形术。

抗凝疗法：适应风心病合并慢性房颤者；如有栓塞史及超声显示有附壁血栓，无论有无房颤，只要无抗凝禁忌症，均应抗凝治疗。选用华法林，首剂4～6mg，以后每日2～4mg维持。治疗过程中注意监测凝血时间和凝血酶原时间。

2. 感染性心内膜炎发病机制

心瓣膜病和先天性心血管畸形的病变处存在着高速射流和涡流。高速射流引起心内膜内皮的受损，形成血小板-纤维素血栓，涡流可使细菌易于沉积、粘附，于是在心瓣膜上形成由血小板、纤维蛋白、红细胞、白细胞和细菌沉着而组成的赘生物，赘生物大多易破碎，脱落后随血循环入脑内引起脑栓塞等。炎性栓子随血循环进入颅内停留在脑小动脉内，在局部引起动脉炎及动脉内膜增生，导致局部动脉闭塞或血栓形成引起脑相应部位缺血坏死，脑梗死形成。

3. 二尖瓣脱垂

Barnett报道了二尖瓣脱垂与脑血管疾病的关系，发现45岁以下脑缺血发作的非选择性患者中二尖瓣脱垂占30%，而45岁以上的脑缺血发作病人中二尖瓣脱垂只有5.7%。二尖瓣脱垂引起缺血性卒中的发病机制：①病变局部存在死腔，血液淤滞，易于形成血栓，另外在粘液变性局部血栓样物质易于沉积，血栓和沉积物脱落入脑循环可致脑栓塞。②病变局部易形成细菌性赘生物，脱落形成菌栓落入脑循环形成脑栓塞。③继发心律失常如快速房颤、室速等，引起血流动力学改变，致脑循环障碍。房颤有利于附壁血栓形成，血栓脱落流入脑循环引起脑栓塞。④二尖瓣脱垂患者血小板有高凝现象，此为血栓形成及缺血发作的促发因素。

治疗：预防感染性心内膜炎的发生，治疗二尖瓣脱垂引起的心律失常，抗凝和抗血小板聚集可防治脑缺血发作。

4. 先天性心脏病

先天性心血管病时致血液异常分流，静脉血进入动脉，引起缺氧，当氧含量低时，可代偿性出现红细胞增多，血小板及凝血因子增加，使血粘度增加，血流变慢，引起脑动脉血栓。先天性心脏病形成许多异常形式的血流分流，异常分流易使心内膜受损，在此基础上容易形成细菌性赘生物，赘生物脱落随血流进入脑血管引起脑栓塞。

治疗：手术是先天性心脏病的根本治疗手段，通过手术可消除畸形引起的病理生理改变。要预防感染性心内膜炎，改善心功能，予抗血小板聚集药物预防脑血管病的发生。

5. 心肌病

主要指特发性心肌病，包括扩张型心肌病、肥厚型心肌病和限制型心肌病。心肌病的心腔内常有附壁血栓形成，栓子脱落进入脑血管可引起脑栓塞。

治疗：主要针对顽固性心衰和心律失常，心脏移植术也能改善患者心功能。抗凝治疗可预防脑栓塞的发生。

6. 卵圆孔未闭

在心脏各种右向左分流的先天性异常中，以卵圆孔未闭最为常见。一般人群中卵圆孔未闭的发生率为22%～38%，原因明确的缺血性脑卒中中患卵圆孔未闭者占7%～32%，而在原因不明的缺血性脑卒中中患卵圆孔未闭者高达32%～50%。一些资料显示即使排除诸如年龄、高血压、糖尿病等危险因素造成的差异，原因不明缺血性脑卒中中卵圆孔未闭频率仍高于原因明确的缺血性脑卒中。如 Lechat 等报告 160 例≤55 岁原因不明缺血性脑卒中患者中卵圆孔未闭占54%，原因明确缺血性脑血管病中卵圆孔未闭占21%，对照组为10%。Webster 等报告≤40 岁原因不明缺血性脑卒中患者中卵圆孔未闭占56%，对照组为15%。Steiner 报告了一组心源性缺血性脑卒中病例，卵圆孔未闭在已知病因的缺血性脑血管病中占23%，在原因不明的缺血性脑血管病中占45%。卵圆孔未闭是缺血性脑卒中（特别是年轻人原因不明性缺血性脑卒中）的独立危险因素。

发病机制：①卵圆孔未闭的大小和右向左分流程度。较大的可能与反常栓塞有关，而较小的仅仅是其他原因缺血性脑卒中的偶然伴随现象。Steiner 的研究也证实，中（≥2mm）和大（≥4mm）的卵圆孔未闭更高频率（26%）出现于原因不明的缺血性卒中患者中，并表现栓塞性脑梗死的神经影像特点。

小的（＜2mm）多数无血流动力学重要性，不大可能引起反常栓塞。②合并存在房间隔动脉瘤，此观察强调了房间隔动脉瘤的存在是卵圆孔未闭患者易于发生反常栓塞的原因之一。③高凝或血栓前状态，当卵圆孔未闭存在时，凡能促进血栓形成的因素（如脱水、红细胞压积增高、口服避孕药等）均易发生体循环栓塞，高凝或血栓前状态是发生反常栓塞的重要因素之一。④有静脉异常栓子的来源，研究表明 1～2mm 的栓子局限在肺循环或周围静脉，可能不引起显著的血流动力学变化，但足以闭塞脑小动脉。治疗包括抗血小板制剂、抗凝剂、放置静脉滤过器和手术方法。

7. 房颤

房颤是最常见的心律失常之一，房颤与缺血性脑血管病的关系密切。房颤引发的卒中占缺血性卒中的 10%～15%，在大于 85 岁的卒中病人占 25%，房颤比非房颤卒中发生率高 5～6 倍。首次缺血性卒中患者约 15%～21%存在房颤，35%的非瓣膜性房颤患者迟早发生缺血性卒中，年发病率为 5%。因此，房颤是缺血性脑卒中的独立危险因素。

房颤引发缺血性脑血管病的发病机制：①大多数房颤引发脑栓塞是因为血液淤滞左心房附壁血栓脱落所致。②房颤患者心房缺乏同步收缩，心输出量减少 5%～33%，导致脑血流量减少而诱发缺血性卒中。③左室功能障碍及室壁运动异常有利于血栓形成，附壁血栓脱落入脑循环引起脑栓塞。④左室肥厚。⑤凝血因子改变。非瓣膜性房颤患者存在高凝或血栓前状态，其血中 D-二聚体和β-血栓球蛋白都增高，提示血管内血栓形成或血栓前状态。高凝状态增加了缺血性卒中的危险度。

阵发性心动过速、房室传导阻滞等可使心排血量减少，引起脑循环障碍与脑供血不足。

室上性心动过速可选用物理性兴奋迷走神经或选心律平、异搏定及西地兰控制心律失常，室性心动过速首选利多卡因，也可应用心律平、胺碘酮、慢心律等。快速型心律失常也可予起搏器、心脏电复律、经导管射频消融治疗及外科手术治疗。

房室传导阻滞：主要针对病因治疗，避免应用抑制房室传导药物。如Ⅲ

房室传导阻滞，心室率<40次/分，或有心源性昏厥发生，可安装起搏器。

三、糖尿病

糖尿病使脑卒中的危险性增加，其相对危险度为1.5～3.0，并与糖尿病的类型和严重程度有关。我国北京一调查结果显示糖尿病患者脑卒中的发生率为3.63%，印度的病例对照研究显示，糖尿病致脑卒中的机会比为1.7。但是当控制了血压、心脏病、高胆固醇血症及高尿酸水平后，糖尿病的影响就不显著了。在英国男性中，发生脑卒中者的平均血糖水平明显增高，且不随年龄改变，也与高血压无关。哥本哈根的心脏研究表明，糖尿病在脑卒中危险中有明显的独立作用。美国的资料显示糖尿病使血栓性脑卒中的校正危险率增加近2倍。

糖尿病引起缺血性脑血管病的发病机制：①高血糖对血管内膜细胞有直接的损害作用，进而致其对血浆蛋白渗透性增加及引起血小板凝聚，细胞外基质的糖化可引起纤维交联，导致血管弹性减弱乃至丧失。②脂质异常：糖尿病者常有血脂异常，主要是LDL增高，其次为VLDL和LPA浓度升高，而血脂异常在大动脉粥样硬化发展中起着重要作用。③高胰岛素血症：高胰岛素血症在糖尿病中常见，高胰岛素血症可促进脂质合成及刺激动脉内膜平滑肌细胞有丝分裂作用，致使其增殖。④血液成分和血流动力学改变：糖尿病患者血中第IV因子、WF因子、纤维蛋白原、糖化纤维素及α-巨球蛋白等含量增加。同时血小板粘附性增加，使血栓素（TXE_2）合成增加，而血管内皮细胞受损则使前列腺环素（PGI_2）合成酶活性降低，生成减少。结果使TXB_2/PGI_2比值增高。在以上变化综合作用下，使血粘度和凝固性增高，血流减慢，促使脑灌注压下降。而糖尿病时压力感受器功能减退，脑组织不能靠自动调节机制来代偿脑灌流压的改变，使脑局部血流量降低，导致脑缺血发作，严重者出现脑梗死。

四、血脂增高

血清脂质代谢异常和血管壁的损伤是动脉粥样硬化发生的一个重要发病因素，因此甘油三酯、胆固醇、低密度脂蛋白、高密度脂蛋白的异常可能是缺血性脑血管病的危险因素，但不如冠心病那样明显。血脂水平升高是否为缺血性卒中的危险因素至今仍不十分肯定。有一些研究资料认为，高胆固醇血症或低密度脂蛋白增高在某些西方人群年轻男性中是发生缺血性卒中的危险因素。印度的资料也显示其与缺血性卒中有关，但在其他亚洲人群情况并非如此。北美及世界多数地区的研究结果也是模棱两可。在日本和中国的一些研究中，血脂水平高并非卒中的危险因素，甚至呈现一定的负相关关系，即血脂高者发生卒中的危险反而低。Tanka 报告，在血压与血胆固醇水平均高的一组人群中，卒中的危险反而低于单纯高血压的另一组人群。Kondo 认为，卒中危险与血清胆固醇水平之间呈 U 字形相关关系，即当胆固醇轻度增高时（如在中国人和日本人中），卒中的危险随其增高而下降；当胆固醇明显增高时（如在某些西方人群中），卒中的危险随其增高而上升，这种说法有待进一步研究。美国有些学者对此观点持保留态度，提出血胆固醇处于低水平（＜4.16mmol/L）时可增加出血性卒中危险，胆固醇处于高水平（＞5.72mmol/L）时，与缺血性卒中发生率又呈正相关。国内一项在北京首钢工人中进行的危险因素研究结果经多元回归分析显示，胆固醇低时脑出血的危险增加，但对缺血性脑卒中的影响不明显。最近的研究显示脂蛋白是缺血性卒中，特别是青年脑卒中的一个独立的遗传危险因素。研究发现，发生缺血性卒中与载脂蛋白 E 基因多态性明显相关。其中 E2 及 E4 基因可能为脑血管病的危险因素，ApoE2／E3 及 E3／E4 表型与脑血管病有关，而 E3／E4 表型可防止早期脑血管病。有关胆固醇的水平与脑卒中之间的关系尚缺乏具体数据，可能是由于脑卒中有各种亚型，而并非所有脑卒中皆为动脉粥样硬化所致。要弄清血脂水平与缺血性脑卒中之间的关系，需要检查各种粥样硬化性脑卒中亚型中不同血脂的作用。

五、无症状性颈动脉疾病

无症状性颈动脉疾病，包括非狭窄斑块或颈动脉狭窄，这些病变常随年龄的增长而增加，并可伴有颈动脉杂音。65～94 岁的人群颈动脉狭窄的发生率为 53.6%。无症状的颈动脉杂音在 45 岁以上的人群中占 5%，在妇女及高血压患者中更常见。在无症状颈动脉疾病患者中，狭窄≤75%者，缺血性脑卒中发生率 1.3%/年，狭窄＞75%者为 3.3%，同侧缺血性脑卒中为 2.5%。狭窄超过 75%者，兼有 TIA 与缺血性脑卒中危险者为 10.5%/年，在无症状颈动脉狭窄患者中，19%可在 CT 扫描中发现无症状性脑梗死。症状的出现与否与狭窄的严重性与演进、侧支循环是否充分、粥样斑块的特征及在狭窄部位形成栓子的可能性有关。有报道，对无症状颈动脉疾病进行了 6 年的随访，缺血性脑卒中的发生率为 13.8%，另一组包括 102 例无症状颈动脉疾病患者，经 10年追踪观察，其中 47 例发生了 TIA 或脑梗死，占 46%。无症状颈动脉疾病宜进行外科治疗：①颈动脉内膜切除术（血管造影显示颈动脉狭窄）；②颈动脉血管扩张成形术。

六、吸烟

已证实吸烟为增加缺血性卒中危险性一个独立的决定因素。在 Gorelick及 Bonita 等进行的病例对照研究中，都指出吸烟的作用在校正了其他因素后仍然明显，而且剂量依赖关系很显著。队列研究显示，吸烟为缺血性脑卒中的一个独立预报因子,校正后的相对危险性男性为 2.5,女性为 3.1。Framingham研究和芬兰的纵向研究提示，吸烟为男性脑梗死的危险因素，在一些吸烟的年轻者中后来发生致死性脑梗死者是不吸烟者的 2 倍。吸烟导致缺血性脑卒中的机制尚不完全清楚。Rogers 用疝吸入法连续测定吸烟者及对照组的脑血流量，发现吸烟者两侧大脑半球血流量明显减少，尤其伴有其他卒中危险者减少更为明显。提示长期吸烟，特别是长期大量吸烟可使脑血管舒缩功能降低，并加速动脉粥样硬化而增加卒中的危险。吸烟被发现是使颈动脉斑块加厚的独立确定因素，而且是严重颅外颈动脉粥样硬化的最强前置因素。吸烟与粥样硬化的关系提示吸烟的作用可能随缺血性脑卒中亚型不同而异。吸烟可能诱发脑卒中的其他机制包括：血细胞比容明显升高，全血血粘滞度和血浆血粘滞度增高、高凝状态，增高纤维蛋白原水平、血小板变形能力降低、聚集性增加、血压升高。长期吸烟可致一氧化碳中毒，由于一氧化碳与氧的亲和力比氧高200倍以上，改变了氧的离解曲线，缺氧使细胞比容增加，血粘滞度随之增高。但更重要的是吸烟可损伤血管内皮细胞，其为动脉粥样硬化发展的重要因素。

戒烟：流行病学研究了有关戒烟与改变缺血性脑卒中危险的关系，对177006名注册护士的一项前瞻性研究表明，以前吸烟者在戒烟2年后，增加的缺血性脑卒中危险消失了。Framingham的研究结果证实戒烟5年后，脑卒中危险与未吸烟者接近。鼓励戒烟的方法有：教育、生物反馈、行为调整、催眠、经济控制及尼古丁贴。尚需进一步探索最有效控制吸烟的方法。

七、酒精

虽然酒精有嗜神经毒性作用，但是否是脑卒中的危险因素尚有争议。我国六城市的调查认为饮酒与脑血管疾病的关系不大。1991年全国高血压抽样调查的结果表明：饮酒是升高血压和高血压患病率的重要潜在危险。因而也可间接推论其为脑卒中的危险因素。来自Framingham的研究资料提示，脑梗死的发病率随饮酒量增加而增加，但仅见于男性。有人报道，在白人群体中有一种丁字形关系曲线，即适量饮酒可防止卒中，较大量饮酒则增加卒中的危险度，而不饮酒者即使是少量饮酒也可能使卒中的危险增加。然而日本人和黑人群体中这种关系曲线并不明显。一些流行病学研究所提供的近期饮酒对卒中危险影响的证据还很不充分。

对饮酒可致缺血性卒中的发病机制问题研究认为，可能有下列几条途径：①诱发心律不齐或心脏内壁运动异常而引起脑栓塞；②诱发高血压；③增强血小板聚集作用；④激活凝血系统；⑤刺激脑血管平滑肌收缩或是脑代谢发生改变而造成脑血流量减少。

减少酒精摄入：国外已注意到了戒酒者的高血压患病率仍很高。也就是饮酒者虽然戒酒，但并不减少高血压的患病率。但鉴于酒精的其他弊端，人们应改变大量酗酒的不良习惯。由于饮酒量及脑卒中之间剂量依赖关系为非线性。因而这样的研究很困难，戒除重度酗酒将减少出血及缺血性脑卒中，而少量的饮酒在某些特定情况下可能有预防缺血性卒中的作用。对饮酒与脑卒中关系的进一步研究需集中在不同酒量的队列研究来证实对脑卒中的影响。

八、肥胖或超重

肥胖与脑卒中的关系尚未肯定，但多数研究认为无关。流行病学纵向研究证实，体重的改变与血压的变化呈正相关，降低体重可减少患高血压的危险性。Kannel 追踪一组人群 10 年，每 2 年监测一次，发现改变一个标准差的体重，相对应的收缩压改变为 5.6mmHg。Miall 等在南威尔士的研究显示，超过标准体重 20%以上的肥胖者患高血压、糖尿病和冠心病均是卒中的主要危险因素，因此可以认为，肥胖或超重与卒中有间接的联系。然而对肥胖与卒中的关系，看法并不一致。日本、印度大洋洲及我国的研究，均显示肥胖并不增加卒中的危险。北美和欧洲的研究资料也不确定，只有来自非洲的一些报告称肥胖是卒中的危险因素。

九、口服避孕药

虽然有很多文献报告认为口服避孕药显著增高育龄妇女的脑卒中发病率，但因药物的组成、剂量、服用时间的长短、服用者的年龄、体质等因素众多、易变，难以形成严格的对照研究，所以口服避孕药与脑卒中的关系究竟有多大，目前还不很明确。口服避孕药与缺血性脑血管病发病机制：①血管的变化。此类药物在体内代谢时形成烷基化合物对脑血管有直接的毒性作用。②血液凝固性增加和血流缓慢。避孕药中的雌激素可使凝血因子Ⅶ、Ⅸ、Ⅹ、凝血酶原、血小板数及血小板聚集性增加，纤维蛋白原增加，抗凝血素减少，红细胞变形性降低，全血粘度增加，血流缓慢。这些因素可使血栓和栓塞发生。③代谢障碍。口服避孕药中所含的甾体激素可影响脂肪和糖的代谢，引起高脂血症，高密度脂蛋白胆固醇降低，糖耐量降低，易导致动脉粥样硬化和脑血栓形成。④高血压、偏头痛、血管性疾病及吸烟者，用口服避孕药应特别注意，这些因素可促发急性脑血管病。目前比较一致的倾向是对年龄偏大、血压偏高、有偏头痛病史、吸烟史和其他危险因素者，不推荐口服避孕药，特别是雌激素含量较大的药品，而以采用其他避孕方式为宜。

十、血液学因素

血液病和血液流变学异常无疑是促发脑卒中，尤其是缺血性脑卒中的重要危险因素。一些血液病可为缺血性脑卒中的直接病因，如红细胞增多症可促发脑梗死。近来研究发现，血栓前状态也是缺血性卒中的重要危险因素，血栓前状态是指凝血因子浓度增高或凝血抑制物浓度降低产生的血液易凝状态。这种病理改变不仅表现为凝血功能亢进，而且也与血管内皮功能变化，血小板和白细胞功能亢进等因素有关。此外，红细胞压积增高与脑卒中密切相关。血浆粘度、血液粘度、血浆纤维蛋白原等血液粘度指征及血小板聚集功能增高等，亦为脑血管病的危险因素。

纤维蛋白原是缺血性脑血管病的独立危险因素。短暂性脑缺血发作患者血浆粘度和纤维蛋白原显著升高。有人观察了无症状急性和慢性脑梗死患者血液流变学变化。急性脑梗死患者全血粘度、血浆粘度和纤维蛋白原水平均显著升高，急性脑梗死和进展性无症状脑梗死患者血浆纤维蛋白原持续升高至慢性期。其可能的发生机制：纤维蛋白原强烈地影响血液均衡、血液流变、血小板聚集及血管内皮功能，如①纤维蛋白原可引起血浆粘度升高。②纤维蛋白原可引起红细胞聚集。高纤维蛋白原血症可引起红细胞聚集，血流缓慢，促进血小板活化，形成血栓。③纤维蛋白原直接整合进入动脉粥样硬化性损害部位，转变为纤维蛋白或纤维蛋白降解产物，它与低密度脂蛋白连接并吸附更多的纤维蛋白原，它还刺激 SMC 增殖和迁移，从而加速动脉粥样硬化性病变过程。

十一、炎症反应

不少研究者认为感染性和非感染性的炎症反应可能是缺血性脑血管病的一个重要危险因素。与缺血性脑血管传统危险因素相比，炎症反应更易防治或消除，因此应受到临床重视。Cook 等研究发现肺炎衣原体抗体效价与急性缺血性卒中及短暂性脑缺血发作明显相关。Markus 等研究显示慢性幽门螺旋杆菌感染是缺血性脑血管病发病的一个独立危险因素，此作用至少可部分地通过加重动脉粥样硬化产生。

感染与缺血性脑卒中相关的可能机制：机体在感染状态下，会产生应急性的炎症反应，即在白细胞和炎性介质作用下发生变质、渗出、增生等病理改变。这种反应并不局限于受损部位，它还可以随血流扩展到其他部位。遍及全身的炎症也能使某些血液成分发生改变。被斑块覆盖的血管损伤区域也很容易出现炎症。于是炎症可以促进动脉的粥样硬化病变，同时可以削弱斑块表面的稳定性，使之更容易破裂脱落，还可以在一部分斑块的尖端直接促进血栓形成，从而引起或加重急性血管阻塞，导致缺血性脑卒中的发生。通过一项动物实验，对同时伴有高血压、糖尿病、年老等危险因素的大鼠脑池内注射脂多糖（即细菌内毒素），这种大鼠很容易发生脑梗死，结果提示一些常见危险因素，使脑血管对凝血机制的异常变化（例如感染诱发血栓）更加敏感，各种危险因素和病理机制均在脑梗死发病过程中发挥着各自的作用。炎症反应可以从多方面促成血栓前状态。Grau 等 1995 年发现感染相关脑缺血的肿瘤坏死因子（TNF-α）及其可溶性受体浓度提高，而 TNF-α可以促进血管细胞黏附分子（VCAM-1）的功能，抑制血栓调节素，并且减少内皮细胞产生纤溶酶原激活抑制物。可以认为 TNF-α是一种炎症诱发血栓形成过程中的重要中介物质。Grau 等还注意到感染（尤其败血症）使外周血小板聚集和黏附力提高，前列腺素和血栓素的比值（如 PGI_2/TXA_2 值）改变提示有血栓形成的倾向，白细胞介素 1 和 6（IL-1 和 IL-6）浓度升高提示内皮细胞功能改变，以及多形核细胞活性被抑制和浸润增加。

炎症反应的一个重要生化指标是 C-反应蛋白，C-反应蛋白浓度对预测缺血性卒中的发生有帮助。C-反应蛋白浓度是卒中后存活的一项独立指标。

十二、饮食因素

主要指摄入钠盐量，肉类和含饱和脂肪酸的动物油食用量。摄盐量高可引起高血压早已证实。很多报告认为血压的水平与钠盐的摄入量呈平行的关系。食盐摄入过多，除通过升高血压增加卒中的危险外，还对血管壁有直接损害作用，从而促进脑血管病的发生。大多数研究者认为，高盐、高肉类、高动物油的摄入，是促进高血压、动脉硬化的因素，因此对脑卒中也将是不利因素。

十三、高半胱胺酸（Hcy）

关于高同型半胱氨酸症和脑血管病的研究最早由 Brattstom 等在 1984 年报道。他们观察了 19 例脑血管粥样硬化患者，发现蛋氨酸负荷试验后血浆高半胱氨酸水平和卒中的关系。卒中者共 185 人，校正年龄后卒中的比数为 2∶9。校正性别、种族、教育程度、收缩压、胆固醇水平、糖尿病和吸烟后，则联系强度较年龄稍低，比数为 2∶3，最后结论为血浆高半胱氨酸水平增高增加了卒中的危险度。Yoo 等以医院为基础进行病例对照研究，同样证实轻度高半胱氨酸血症是脑梗死的独立危险因素，且可能提示脑梗死患者动脉粥样硬化的严重程度。

高半胱氨酸血症对血管的损害机制也是多样的，涉及血管壁、血小板和凝血因子三个方面。大量动物实验和体外模型研究观察到，在高半胱氨酸水平作用下，血管内皮细胞易于斑片状脱落，随后脂质细胞填充受损区中层平滑肌细胞增生，影响血管壁弹性。血小板在内皮细胞受损处聚集，引起富含血小板的血栓形成，其过程类似于动脉粥样硬化。另外 Hcy 加强凝血因子Ⅶ和Ⅵ的活性，抑制蛋白 C 的活性，阻止组织型纤溶酶原激活物（tPA）结合到内皮细胞等等，从而促进血栓形成。高半胱氨酸水平由遗传因素和环境因素同时决定。叶酸能降低高半胱氨酸水平，从而降低缺血性卒中的发生。

第五章　缺血性脑血管病的影像学检查方法

急性脑梗死早期的影像学检查包括：首选脑 CT 检查，可确诊脑出血或排除出血性卒中。磁共振成像（MRI）、数字减影血管造影（DSA）也是诊断颈动脉粥样硬化的金标准。经颅多普勒超声（TCD）可检测颅内大动脉的血流，探测大血管闭塞，但不能检测远端血管和小血管闭塞。

第一节　头颅 CT 扫描

一、计算机断层扫描（CT）平扫

快速安全检查危重患者，在急性脑血管病诊断中属于常规手段。阴性或轻度 CT 缺血征象被认为是急性缺血性脑中风患者进行溶栓的标志。但是对于评价急性脑缺血是否伴发脑梗死形成，CT 并不是最合适的技术。

二、CT 增强扫描

CT 增强扫描不会增加 24 小时内脑缺血改变的检出率，因而对急性脑缺血形态学评价价值不大，但是在鉴别诊断中还是有价值的，如鉴别肿瘤所致中风等。

三、CT 脑血管成像

目前研究证明应用 CT 血管成像（CTA）可准确诊断大管闭塞。CTA 所采集的数据还可产生全脑灌注血容量图，从而可对低灌注的脑缺血组织进行功能和生理方面的评价。

四、CT 灌注成像（CTP）

可估计梗死范围和病人预后。由于扫描速度快、实用且应用广泛，CTA/CTP 检查在临床中将成为评价急性中风患者的首选成像技术。覆盖范围有限（1 层到 4 层）是它的主要不足。

五、脑缺血后 CT 影像学变化

CT 对超早期缺血病变或皮质下腔隙性梗死灶不敏感，对脑干及小脑梗死难以判定。须注意 CT 的某些早期征象，例如：（1）灰白质界限模糊不清，发病 6 小时内梗死区脑组织 X 线吸收值轻度降低所致，有时可见脑沟变浅和侧裂变窄。（2）豆状核模糊征，约 60%的 MCA 梗死患者发病 6 小时内可见豆状核或壳核后部境界不清，是豆纹动脉供血区缺血出现的细胞内水肿征。（3）大动脉内高密度影，当大脑中动脉血栓形成或血流缓慢时，CT 上可能出现血管高密度影。

急性期脑缺血通常在发病后 4～6 小时，CT 可无明显异常或主要表现为脑水肿、部分病例可表现为局部脑沟消失；12 小时脑细胞出现缺血坏死，血脑屏障破坏，CT 可表现为局部稍低密度病灶区。

亚急性期通常在发病 24 小时后，CT 可清楚地显示低密度梗死灶。位于大脑皮质区的病灶与脑血管支配区的分布一致，按血管分布区的不同，病灶的形状不同。大脑前动脉支配区梗死，多位于大脑纵裂旁呈长条形;；大脑后动脉支配区梗死，则表现为三角区及枕角内后方呈长茄形；大脑中动脉梗死大致呈三角形、扇形或楔形；位于大脑深部白质的穿支动脉梗死，病灶多呈类圆形，病灶的边缘可清晰或模糊，低密度区内的密度可略不均匀，根据病灶大小的不同，可产生不同的占位效应。

部分早期脑梗死的患者 CT 检查可出现"致密动脉症"，即发生在大脑中动脉、颈内动脉、椎动脉后或其他较大动脉内一段密度增高影，通常为血管栓塞或血栓形成所致。其 CT 值约为 70～90HU，正常动脉为 40～55HU，动脉粥样硬化斑块为110～320HU。大脑中动脉闭塞的其他早期改变为岛叶皮髓质界面消失，豆状核轮廓模糊或密度减低。

第2～3周，脑梗死区内脑水肿和占位效应逐渐消失，侧支循环迂曲延伸，吞噬细胞浸润，血循环部分逐渐恢复，平扫病灶呈等密度或接近等密度，即"模糊效应"，容易导致漏诊，由于病灶部位的血脑屏障破坏，周围有小血管增生，增强扫描显示病灶周边有环状或脑回样强化。

第4～8周，脑梗死区的边界清晰，密度降低，可接近或达到脑脊液的密度。局部脑缺血常表现为与受累动脉的分支区边缘带或脑动脉的终末小分支区一致。循环衰竭引起的脑缺血改变，常发生在脑血管各主要分支的交界区和边缘带或脑动脉的终末小分支区。脑梗死的大小与有无侧支循环及其有效程度有关。通常脑动脉起始部阻塞所致的梗死区较大，而脑动脉分支所致的梗死区较小。脑梗死按部位可分为皮质梗死、基底节区梗死和交界区梗死等类型；按病灶大小可分为腔隙性脑梗死、大面积脑梗死。

慢性期，脑梗死区内的坏处组织被吞噬细胞清除，形成边缘清楚、锐利的低密度囊腔，此期病灶无强化，可伴有局限性脑萎缩，表现为病侧的脑室或脑沟扩大，中线结构向病侧移位。

第二节　磁共振扫描

一、磁共振成像（MRI）

MRI可用于检查大多数神经系统疾病，在缺血性中风早期诊断中具有明显优势。MRI较CT发现脑缺血性中风病变敏感，尤其是位于小脑、脑干和深部白质的梗死灶。脑缺血的MRI表现与时间相关。有证据表明利用液体抑制反转恢复成像（FLAIR）可帮助诊断早期脑缺血。在脑梗死发病4～6小时后，脑组织细胞内、外出现水肿，梗死区水分增加约3%～5%，血脑屏障尚未破坏，MRI可发现异常，表现为斑点T_1W_1略低信号和T_2W_1高信号。

二、MRI 弥散加权成像（diffusinon weighted imaging，DWI）

在发病 2 小时可显示缺血灶为亮的高信号，在表观弥散系数（ADC）成像上显示为暗的低信号病灶，提示不可逆性缺血损伤，如 DWI 显示高信号病灶，ADC 图像不呈现低信号可推断不是超急性期病灶；在卒中后 7~10 天内 DWI 影像逐渐减低。

急性脑梗死影像学表现的病理基础为膜衰竭后的一系列改变，其中细胞膜毒性水肿是超早期的病理变化，当发生细胞毒性水肿时，磁共振 T_1W_1 可见病变区脑肿胀改变，包括脑回增厚、脑沟变浅或闭塞等征象。此时，整个缺血区的含水量并未增加，只是细胞内、外含水量发生了变化，所以此时 T_2W_1 及 FLAIR 成像都不能显示病灶。即超急性期的脑梗死在常规 MRI 上常无异常发现或仅存轻度异常，其征象于 T_2W_1 上不易辨认，极易延误治疗。而 DWI 对水分子的扩散运动极为敏感，可显示水分子的布朗运动。由于细胞肿胀，梗死区水分子的布朗运动减低，水分子在细胞内的扩散系数 ADC 下降，故在 DWI 上显示为高信号区。我们还可通过测定该区域的 ADC 来表示活体中水分子的扩散情况。由于 DWI 对脑缺血非常敏感，它不仅能够发现和诊断超急性期的脑缺血改变。而且通过 DWI 的动态观察和定量分析，结合灌注成像（PI），有可能区分可逆和不可逆性脑组织损伤。

在 DWI 中，我们将发病时 DWI 上呈异常高信号而于复查的 T_2W_1 上呈正常信号的脑组织定义为影像半暗带，而将发病时 DWI 上呈高信号而复查时 T_2W_1 亦为高信号的组织定义为病灶中心区。缺血性半暗带由围绕缺血中心区的低灌注但尚未发生不可逆损害的脑组织构成，其血流量维持在该组织功能和形态完整性的阈值内，半暗带组织在急性缺血性脑血管病中，具有潜在恢复和治疗的可能，适合采用介入治疗。因此，及早辨认半暗带对指导治疗和推测预后非常必要。

三、灌注成像（perfusion imaging，PI）

低灌注是所有脑缺血病因机制的最后通路，PI 可通过对相对脑血量（rCBV）、相对脑血流量（rCBF）和平均通过时间（MTT）等指标的分析，了解急性脑梗死超早期脑组织的血流灌注情况。PI 揭示的是脑组织内血流的灌注信息，反映了脑血流动力学变化及预后的变化，是目前了解脑梗死区血流灌注情况较为科学的半定量方法。PI 可把脑缺血异常区敏感地反映出来，DWI 反映的是脑组织损伤的病理状态，两者结合应用，对评估缺血脑组织是否存在半暗带会更加全面。

四、灌注加权像（PWI）

在卒中后 30 分钟即可显示，提示可逆性缺血损伤，PWI 变化区域较 DWI 范围大，DWI 与 PWI 之差是半暗带存活时间或治疗时间窗的影像学依据，是缺血性卒中早期治疗宝贵时机。

第三节　数字减影血管造影

一、数字减影血管造影（digital subtraction angiography，DSA）

可显示颈部和颅内大动脉闭塞，但不能显示梗死范围和脑组织异常，如发现大动脉闭塞可立即进行超早期动脉溶栓治疗。

二、DSA 检查可对动脉硬化性脑梗死的介入治疗做先期准备

对药物治疗及介入治疗的效果进行观察，通过连续摄片，观察血流速度及循环时间。DSA 的优势在于可观察被颅骨掩盖的脑动脉血管的细小分支，减少造影剂的用量。它可准确显示颅内和颅外动脉的粥样硬化病变，包括粥

样斑块的部位、大小、数目及其导致血管狭窄的形状，长期动脉迂曲及狭窄或阻塞动脉侧支循环的代偿情况，从而为诊断和治疗做准备。

　　临床课题研究中经常用到各种检查方法，在检查时间长短、费用高低及病人是否能耐受方面各不相同，CT 检查快速简捷，费用低，无创伤，但敏感度稍差；MRI 检查病变检出率高，但时间长，费用高，患者因病情不允许或不耐受此项检查；DSA 可直接显示血管的变化，但检查时间较长，费用高，属有创检查，需根据病人具体情况而定。实际工作中应根据临床需要，灵活采用相应的检查方法，在病人发病的不同阶段，采用不同的检查方法，既有助于发现病变，还可避免加重病人的经济负担。